從香氣聯想開始的7堂精油課

改變人生的奇蹟精油教室

人生を変える!! —— 奇跡のアロマ教室

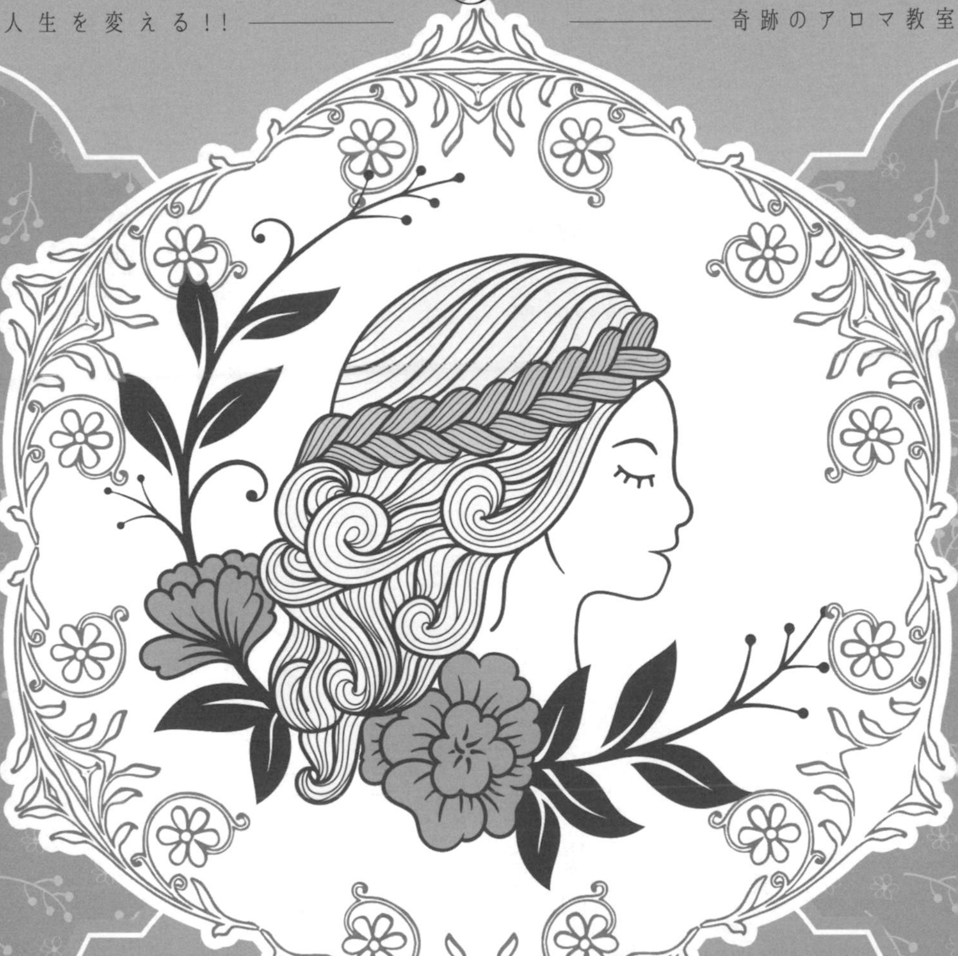

【專業好評】

◎藉由不同植物萃取部位、五行屬性與脈輪對應的身心靈療效解說，鼓勵芳療愛好者透過精油感受能量並與自我身心狀態連結的好書。

——**芳香療法與香藥草生活保健作家／女巫阿娥**

◎植物與人類在樣態上有一種很神奇的相似性，而精油更是呈現出植物不同部位的生命智慧！作者細細闡述二十多種精油，其原植物的生長環境、精油萃取部位的特性等，讓芳療愛好者能以既輕鬆又印象深刻的方式，學習到精油所蘊藏的療癒力量！

——**國際英美法芳香療法專業講師、FB粉專「遇見三好事」／李雅琪（Claire）**

◎精油也能解讀你的「微表情」。

你相信嗎？芳療師們能從每個人對於植物香氣的獨特喜好，觀察出目前的身心狀態。小林 Kei 的新書更進一步地剖析不同萃取方式、個性的香氣，陪伴每一位熱愛精油的我們，了解生命的不同階段，勇敢蛻變，活出真實的自己。

——**香對論／用生命找油**

◎植物精油的香氣是一種訊息，如同音樂般帶著各自的頻率精微地震動著。這些訊息頻率透過嗅覺的神經通道、生物轉錄及轉譯與人體的細胞互動，在我們無法用意識與經驗解釋的層面積極地作用，瞬間改變我們的情緒與思考框架。所謂「改變人生的奇蹟」時刻正是如此！

——**資深國際芳療教育專家／原文嘉**

歡迎來到奇蹟降臨的精油教室！

請問你為什麼會買下這本書呢？
是因為對芳香療法感興趣？
還是因為看到「奇蹟」二字而興奮異常？
說不定，你根本還不知道，自己究竟為什麼會買下這本書。

就從現在開始，和我一同踏上快樂的精油之旅吧！
請你一定要來體驗看看，發現自己真實內在的雀躍感受。

透過「Awakening Aromatherapy（覺醒的精油）」，
在一連串療癒及變化的過程中，
將使你充滿喜悅、驚嘆連連。

請大家好好地「與精油對話」，
作法很簡單，卻能讓你有許多新發現。

精油將會是你人生中，最棒的禮物。
或許會使你的身體不適會獲得改善，
也許能讓你找到人生方向，
說不定還可幫你邂逅命中注定的另一半。

當你遇見幸福滿溢的自己時，
相信就能完全領悟當初會買下這本書的理由了。

相信精油的魔力，
專屬你的奇蹟即將發生！

前言

大家好，我是芳療師小林Kei。「Awakening Aromatherapy」，是由我提倡的新感覺自然療法，能夠藉由精油的香氣，喚醒自己真實的內在。在為大家介紹詳細內容之前，我想先來聊聊芳香療法與我的淵源。

在我涉足精油的世界之前，總是在迎合他人，處處察言觀色。甚至在下決定的時候，往往會參考別人的價值觀，「和大家作相同的選擇」，擔心「作出不同選擇會不會遭眾人排擠」。

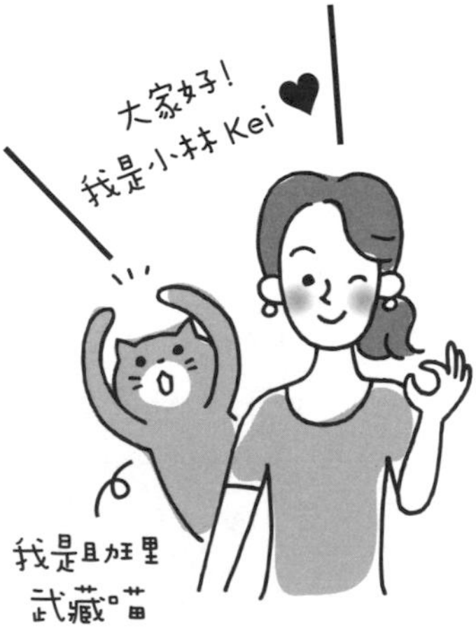

但是這種行為，在精油的世界裡卻完全不適用。

嗅覺屬於一種本能，因此人不會對眼前的香氣扯謊。當你聞到不喜歡的氣味，一定會眉間緊皺，很難說出「喜歡」二字。反之，一聞到宜人的香氣，馬上會笑逐顏開。

而且，每個人喜歡的香氣和不喜歡的香氣完全不一樣。我過去一直習慣「勉強自己」，拚命配合其他人，卻在精油的世界裡學會了「對自己誠實」，還有「每個人都可以擁有獨一無二的價值觀」這件事。

自此以後，我才能徹底正視自我，真正開始「活得像自己」。我希望在我的人生中，能夠愛上真實的自己、充滿快樂。在精油的幫助下，才使我的人生有了莫大的轉變。

精油給從前的我當頭棒喝

其實我從20幾歲就已經踏入社會開始工作了，沒想到那時候竟患上自律神經失調，有一陣子甚至無法獨自步行，也無法與人正常交談。後來還出現失聲、憂鬱症狀，只能蹲坐在被窩中，日復一日，生活只剩下呼吸……。

在這樣的日子當中，令我危機感四伏。最後我終於醒悟，「自己再這樣下去就完了，只有我自己幫得了自己。」

我窩在棉被裡回顧過去的生活方式，深切體認到身體會變成這副模樣，毫無疑問是我自己造成的。

於是我開始學習色彩療法，想要治癒自己，但是最大瓶頸在於諮詢這一關。當時我的失聲症狀還沒治好，因此無法解讀彩油瓶。當下我萬念俱灰，就在茫然失措時，我遇見了芳香療法。

芳香療法具科學佐證，也十足直覺。除了「好聞的香氣會使人放鬆」之外，還能理解香氣如何作用於大腦的機制，讓我可以很放心地投入學習。

而且進行精油療法時，可使我的腦中一片淨空，專注在眼前的事物上。從前我老是杞人憂天、煩惱不斷，但在芳療過程中，使我領悟到「心無雜念」的感覺。後來藉由精油，讓我的心理起了巨大變化。總之我十分樂在其中，愈來愈喜歡沉浸在芳香療法的過程之中。

當時芳香療法尚未受到重視，所以我只是秉持著「先讓大家了解一下」、「提供大家體驗機會」的想法，在修完芳香療法課程的同時也做好了名片，每次遇到人就將名片遞出去，開始過著為大家提供芳療服務的每一天。

我想讓大家明白精油的樂趣、享受與香氣相伴的愉悅感。

當時我一直秉持著這樣的想法，後來很不可思議的是，我居然能和每一個人交談了。而且過了一陣子之後，我還發現了一些跡象——

「真奇怪，失聲症竟然不知不覺治好了！」

「話說回來，自律神經失調的症狀都沒再復發了！」

結果，我的病居然靠芳香療法完全治好了。

讓自己與植物能量合成一體，實現「夢想中的自己」

大家一定很想知道，一直到我的失聲症還有自律神經失調的症狀完全消失之前，是如何將精油融入到我的生活當中，其實我只是隨手運用自己覺得「好聞」的精油，並沒有特別去搜尋精油的藥理作用。

當時我偏好的，是木質以及樹脂類這類沉著的香氣。回顧過往，以前我老是在迎合他人的價值觀，宛如浮萍一般隨波逐流，生病之後，有段時間甚至還下定決心，「要好好對自己負責、要活得像自己。」

事實證明，木質精油讓我能堅守做人原則，樹脂類精油療癒了從前的傷口，支持我進展到人生的下一個階段。不過當時我並未發覺到，精油竟然具有如此神奇的力量，當時只是覺得，自己需要這些「好聞」的香氣。但實際體驗過後，我才了解人都會偏好自己需要的精油。

有了過去的這番體驗，才讓我了解到精油的神奇。

自精油教室畢業數年之後，我和久未謀面的同學相約碰面。沒想到來到約定的地方，卻著實記不得對方的長相……，不過當她朝著我飛奔而來時，我馬上被深深吸引了。因為她實在美得不像話！並不是她的五官或是身材有多標致，而是她醞釀出來的氛圍，溫柔甜美又優雅的氣質，這部分讓我備受衝擊。

我這位朋友，當初在上課時最愛玫瑰還有橙花這類的花朵精油，甚至在訓練如何進行芳療的過程中，也經常選用花朵精油。當時的記憶瞬間甦醒，再次碰面的第一句話是：

「某某同學，妳從畢業後還是一直使用花朵精油，對吧？」

「Kei，妳是不是一直都偏好木質精油？」

「妳怎麼知道？」

「因為妳現在給人的感覺和從前完全不同。我覺得妳非常沉穩又冷靜，完全就像樹木一樣（笑）。」

我們兩個人，都因為身上能量的特質，與長期愛用的精油相似，所以即便久別重逢，還是能夠馬上認出對方。這也算是一種了解精油本質的切身體驗。

精油就是植物生命能量的結晶，長期使用精油，如同將存在花朵精油裡的花朵能量與自身融合，所以使用木質精油就是將樹木能量與自己合為一體。這些經驗，後來成為了我對芳香療法轉型的契機。

藉精油自我覺醒的 Awakening Aromatherapy

長期使用精油之後，竟然會使一個人的特質產生變化。既然如此，我便試著去了解精油萃取部位的特徵，針對自己想要補充的部分、加強的部分，嘗試了不同的精油。過去我一直都用單純覺得「好聞」的精油，自從那天開始，我改變作法，將重點放在「自己想要如何轉變」、「希望強化哪些部分」，選用具有這些特徵的精油。

精油會依照不同的萃取部位，展現出獨一無二的作用及特徵。例如花朵屬於植物的生殖器官，最能表現出這種植物的特色。也就是說，當你需要在「生命力」以及「展現個性」這部分灌注能量時，自然會受到花朵精油的香氣所吸引。

還有，當你發現自己「愛上」某種精油的香氣時，試著去檢視自己的內心，想一想「為什麼我會受到這種精油所吸引」。每一種精油，皆帶有不同的特性及訊息，因此當你「現在面臨某些處境，便會需要某種精油的能量」，所以能夠藉由精油了解自己的狀態。甚至透過精油作為媒介，你將能徹底釐清內心真正的想法，明白自己現在為何事所困？心裡真正的聲音？

倘若某種精油使你特別有感、無可取代——只要沉浸在這種精油之中，你的本心就能回歸中道，活得像自己。具有這種特色的精油，說不定真實存在，這也意味著，它與你的本質十分相近。當二者具有相同的特質，才能產生共鳴。

有時我會叮囑顧客，「要活得像自己」，不過有些人卻根本「不了解自己」，當你不清楚自己的中心思想，或是不知道以何處作為出發點時，不可能找得到未來的方向。

因此在這之前，必須先找出在這種狀態下自己喜歡哪種精油，由此獲得能量後，徹底了解現在的自己。能和自己產生共鳴的植物，它的能量可使身心感到滿足，接著再藉由芳香療法於身體內產生循環。我有許多顧客，後來都因此順利發展出自己的人生藍圖了。

了解自己喜歡的精油具有哪些特性，就能使過去被塵封的「個人風格」覺醒過來。精油雖然無法言語，但卻能表達、發出訊息。和精油好好對話，自然就會察覺這些訊息。由我提倡的「Awakening Aromatherapy（覺醒的精油）」，就是在享受這段過程的芳香療法。

在次頁中，將為大家介紹人類與植物的關係圖。

當我知道人類與植物竟然有這些共同點時，同樣十分驚訝。

事先了解這些共同點，能讓你在挑選精油時，不會受限於「精油功效」的迷思。

現在馬上來進入本文的教學課程吧！

植物與人類居然如此相似！

我剛開始學習芳香療法，翻閱教科書及參考書時，總會出現一大堆「精油功效」的介紹，例如在說明薰衣草精油或是檀香精油的頁面，只註明「具鎮靜作用」，這點讓我有些百思不得其解。

後來我找到了自己喜歡的精油，興奮地想知道「這種精油具有哪些特徵」，於是調查了這種精油的作用，沒想到全是化學方面的解說，讓我有些遺憾……。

雖然藥理作用確實十分重要，但我還是想從其他觀點來了解精油，於是便從植物方面開始鑽研。後來發現，植物與人類雖是屬性完全不同的生物，卻存在許多相似的部分。此外，我還留意到某些關聯性，比方說葉片是植物用來呼吸的器官，由這些葉片萃取而成的精油，就會在我們出問題的呼吸器官上發揮作用。

所以在挑選精油時，只要了解由哪個部位萃取而出，大致上就能掌握這款精油具有什麼特徵了。

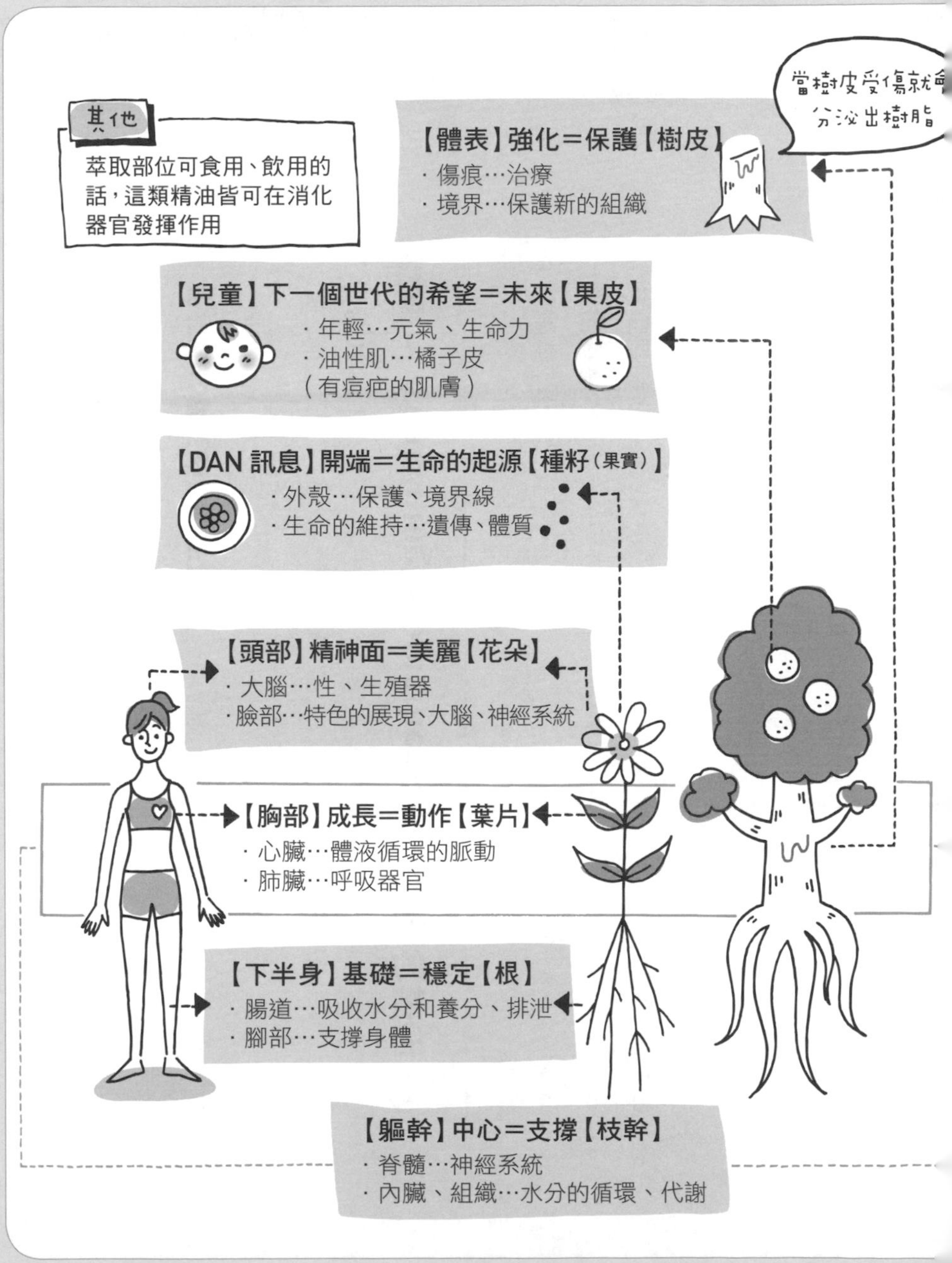
其他
萃取部位可食用、飲用的話，這類精油皆可在消化器官發揮作用
當樹皮受傷就
分泌出樹脂
【體表】強化＝保護【樹皮】
・傷痕…治療
・境界…保護新的組織
【兒童】下一個世代的希望＝未來【果皮】
・年輕…元氣、生命力
・油性肌…橘子皮
（有痘疤的肌膚）
【DAN 訊息】開端＝生命的起源【種籽（果實）】
・外殼…保護、境界線
・生命的維持…遺傳、體質
【頭部】精神面＝美麗【花朵】
・大腦…性、生殖器
・臉部…特色的展現、大腦、神經系統
【胸部】成長＝動作【葉片】
・心臟…體液循環的脈動
・肺臟…呼吸器官
【下半身】基礎＝穩定【根】
・腸道…吸收水分和養分、排泄
・腳部…支撐身體
【軀幹】中心＝支撐【枝幹】
・脊髓…神經系統
・內臟、組織…水分的循環、代謝

目錄 *Contents*

Chapter2
奇蹟降臨的精油課〈Lesson1 ~ 7〉

目錄 *Contents*

Lesson7

Chapter3
芳香療法基本常識

Chapter1

實踐！

Awakening Aromatherapy

——覺醒的精油——

課程進行方式

在「Awakening Aromatherapy」的過程中，十分重視「精油聯想」。大口吸進精油後，將「此時有何感受」、「接收到什麼訊息」、「出現了哪些畫面」，紀錄在聯想筆記（個人使用方便的用品即可，例如筆記本或素描簿等等）裡，以精油作為媒介，就能與現在的自己進行對話。

透過聯想感受精油，精油將滲透進我們的身體、內心深處，甚至直達我們的靈魂。與其將藥理藥效牢牢記住，不如用全身細胞去感受這些精油，相信你一定能用有別以往、深入貼近的方式，對這些精油另有一番體認。

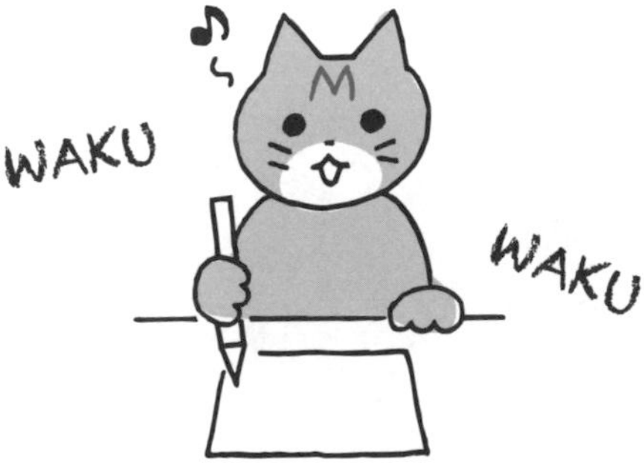

如何聯想……

通常在每一堂課，都會讓大家針對3到4種精油進行聯想，此時並不會在一開始公布每一種精油的名稱，主要是為了避免先入為主的觀念，先讓大家好好感受一下這些精油。請試著用感性與直覺來感受這些精油，畢竟聯想的重點可不是在「猜猜看是哪一種精油」。

接下來，馬上為大家介紹實際在聯想時該怎麼做才對。

❶ 拿到滴有精油的試香紙後，靠近自己的鼻子，距離以能夠適度感受到香氣為宜。嗅聞精油時最重要的就是閉上眼睛，不能受到視覺訊息干擾，切記要將注意力放在精油上。

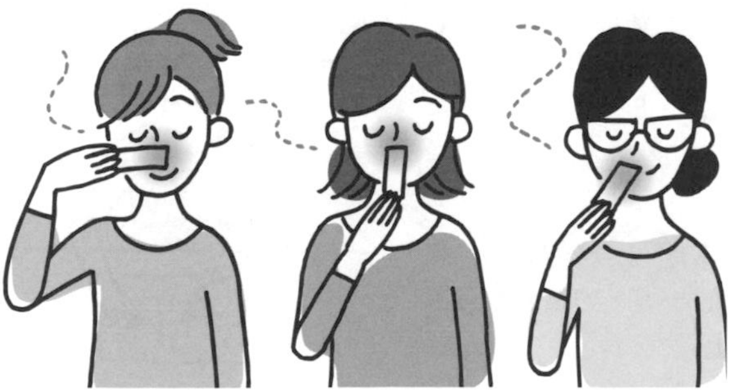

❷ 肩膀放鬆，像用力深呼吸一樣嗅吸精油。使精油的香氣充滿全身上下，感覺一下它傳送到身體的哪一個地方。可以感受到不同精油傳送到身體裡的方式都不一樣，例如會覺得「頭腦變清晰」、「腹部變溫暖」、「腳底刺刺麻麻的」。

❸ 其次，再看看自己喜不喜歡這支精油。如果喜歡，請試著感受一下心情有何變化，不喜歡的人，請體會看看哪部分令你反感。

❹ 使用原子筆或彩色鉛筆，將這種精油使你聯想到的顏色、形狀、反應等內容，全部紀錄在聯想筆記中。

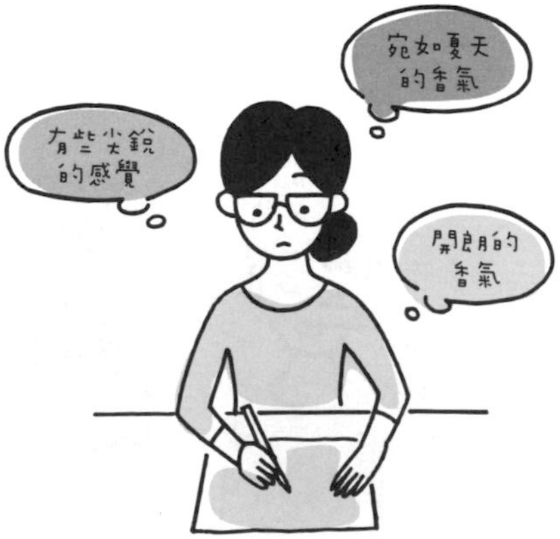

...Point!...

- 塗色或寫字皆無妨，例如可以在筆記上寫下「開朗的香氣」、「宛如夏天的香氣」、「有些尖銳的感覺」。
- 簡單描述即可，將腦海中浮現的一切，如實紀錄在紙上。

❺ 在聯想的期間，精油發出的訊息可能會從天而降。感受到這些訊息時，完全無須思考，一口氣全寫下來。

❻ 最後將聯想內容與其他學員一同分享。每個人喜歡的精油都不一樣，大家對於同一種精油的感覺也會完全不同……。這些體驗，將會加深你對精油的認識。

...Point!...

- 訊息稍縱即逝，千萬不能猶豫。當你質疑「為什麼會浮現這些訊息」的瞬間，左腦會開始運作，使人錯失這些訊息。

※ 每次我在舉辦「Awakening Aromatherapy」課程時，都會在課程一開始讓大家進行聯想，先讓大家在不經思考下，直接與這些精油進行對話。接下來才會詳細介紹每種精油的特性，一面培養大家的感性與直覺，同時快樂地沉浸在芳香療法的世界裡。

獨自聯想時……

❶ 進行聯想之前，先挑選3到4種精油備用。

可憑直覺選出喜歡的精油，也可以依照不同萃取部位分別選出1款精油。逐一仔細嗅聞精油後，再選出最「喜歡」的精油，或是現在最適合自己的精油。放輕鬆挑選即可，選出現在想要進行聯想的精油。

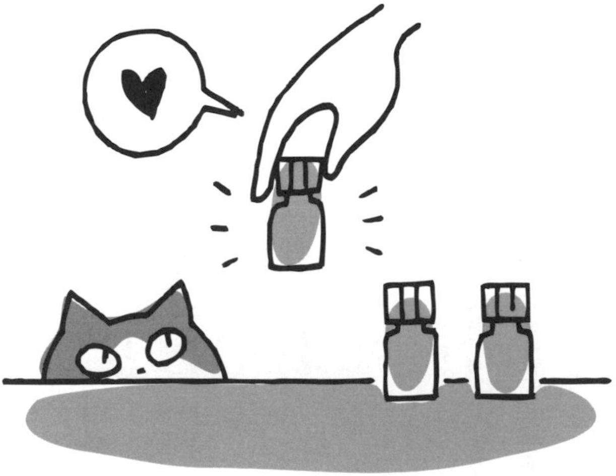

❷ 備妥聯想筆記（選擇個人使用方便的文具即可，例如筆記本或素描簿等等），將聯想到的內容紀錄下來，日後才能自己回想，為什麼那時候會喜歡那種精油，或是為什麼會出現這樣的聯想。

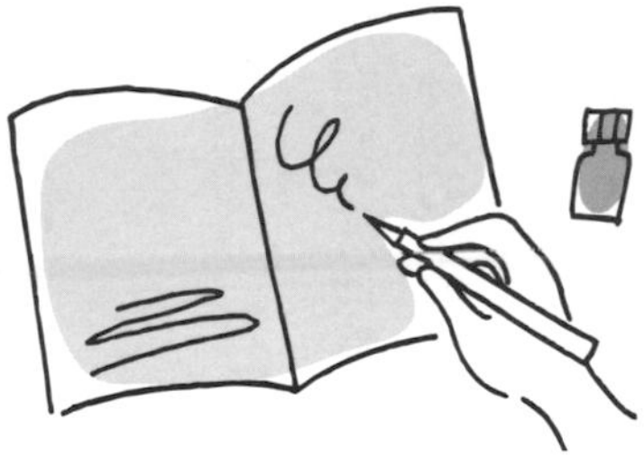

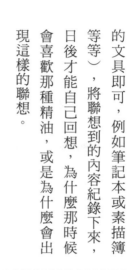

❸ 最重要的是要好好地與精油對話，所以就算沒有筆記也沒差，請大家放輕鬆享受聯想的過程。

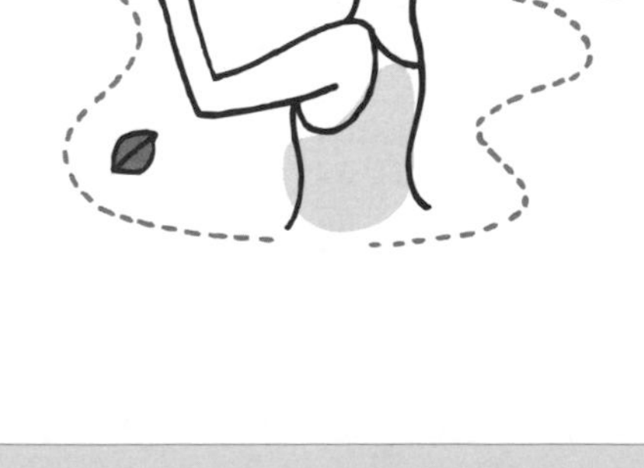

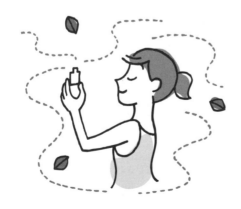

精油有助於你一步步打開意識之門

關鍵並不在於漠然地嗅聞精油，而是讓內心平靜下來，使注意力集中，找出「自己現在需要哪一類的精油」。當自己心中有了明確的方向之後，再於腦海中一面想像一面嗅聞。

可以像下述這樣做：

「現在我要努力工作！不知道哪支精油能在背後幫我打氣？」

「我總是在迎合他人的意見，不知道哪一種精油最能代表自己？」

「搞不清楚自己喜歡哪支精油」，或是「無法作出選擇」的人，腦海中可能會一片混亂，也許你一直過度隱藏真正的自己，總是抑遏著自己的想法。但是請大家放心，精油將有助於讓你的意識之門逐步敞開。

一開始不妨從「直覺感到喜歡」的精油開始嘗試看看。經過一段時間，發現「這種精油也許不太適合」時，再選擇其他精油即可。「在使用的過程中，愈來愈喜歡這支精油」時，請繼續使用下去。大家不用想得過於複雜，自在地嘗試著作出選擇就好。

據說精油能在區區0.1秒改變一個人的思緒。

其實在「Awakening Aromatherapy」的過程中，最重要的步驟就是嗅聞「精油」，樂在其中。聞一聞喜歡的精油——如此簡單的動作，卻能使人經常保持高度意識，靈活轉換情緒。最終，才能使人心怡神悅地度過每一天。

同時推薦用精油保養的理由

除了建議大家進行精油聯想之外，同時也推薦大家用精油來保養，這部分堪稱「芳香療法的精髓」。利用植物油將精油稀釋後再擦在肌膚上，精油藉由體溫會進一步揮發，使人更容易感受到香氣。

皮膚屬於優異的感覺器官，在精油與保養步驟的宜人刺激之下，不但能提升皮膚知覺、釋放感性，還能強化直覺力。

埋首於工作的每一天，有些人遺忘了生活的歡愉，有些人總是用邏輯理性取代內心的感覺作選擇，對這些人而言，芳香療法將成為找回「歡愉」及「感性」的助力。

再加上我們的意識總會受到過去的一切所影響，對於飛向未知的未來這件事，很難如願掌控。

型塑出當下這個「我」的一切——肉體、心靈、精神、意識、靈魂……，這些項目當中，唯獨肉體屬於實體得以觸碰，存在於「現在」這個瞬間。

透過芳香療法強化肉體的感覺之後，就能很容易地將注意力集中在「現在」這個瞬間，從受困於過去、對未來惴惴不安的艱苦中獲得解放。

身為一名芳療師，每天與顧客接觸的過程中，令我心有所感。

多數抱怨身體不適，例如會出現「水腫」或「痠痛」等症狀，氣血出現凝滯現象的人，許多人的意識經常都是混沌不明的。還有身體失調，比方患有「失眠」以及「月經不順」這類症狀的人，總能看出無法隨心所欲過生活的傾向。所以意識的狀態會對身體造成影響，身體的狀態也會顯現在意識上。

植物委身於大自然的脈動，以完美的步調生活著。而且每種植物別具個性，卻又相互圓滿調合著。使用萃取自這些植物的精油（菁華），透過芳香療法將充滿生氣的能量注入體內，使混沌不明的意識開始運轉，逐步調整身體節奏步上正常軌道，這點可說是芳香治療的一大魅力。

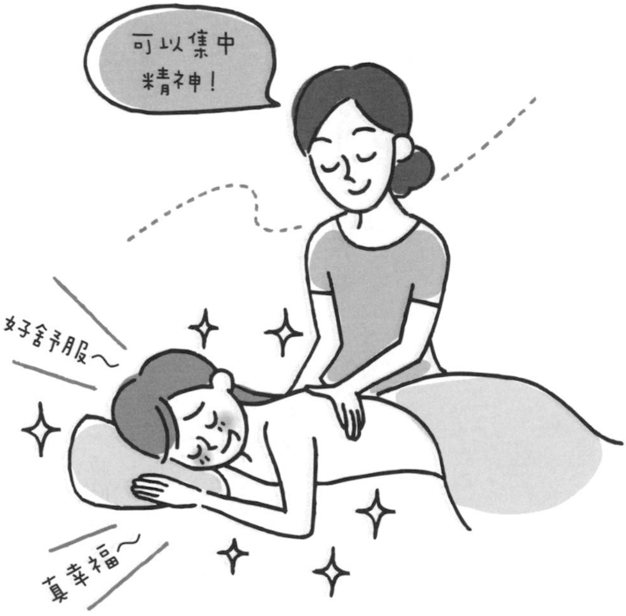

透過精油的香氣了解自己的本質，找尋人生方向的過程，是非常有意義，也是前所未見的自然療法，藉由這種方式，還能進一步深入了解自己的內在。

而且採行芳香療法之後，還能在服務過程中，更加貼近顧客的內心。

精油的藥理作用當然十分關鍵，但是當你在遇見覺得「好聞」的精油，並且經由這種精油傾聽自己內心話語的過程，才是芳香療法最精粹的部分。

起先只會在自己心中發出微弱的聲音……。但是側耳傾聽開始振振有詞闡述事實的心聲後，任何一個人，都能隨時在嶄新的人生舞台上華麗登場。現在就透過本書內含的7大課程，一同暢遊「Awakening Aromatherapy」的世界吧！

Chapter2

奇蹟降臨的精油課

Lesson1～7

Lesson 1

讓可能性及才能完全覺醒的果實、根部精油

〔杜松、黑胡椒、生薑〕

【種籽（果實）】精油相關說明

會在第1課談及種籽（果實）的精油，其實是有目的的。種籽象徵事物的開端與結束，因此對於「想要重新開始」的人，或是「希望改變人生方向」的人，最容易受到這類精油所吸引。反之，注意力不在這方面的人，對他們來說，這種精油有時會覺得強烈到令人頭疼。

種籽（果實）最大的特徵，就是充滿生命力。例如杜松的果實會長成10公尺高的大樹；黑胡椒小小一顆竟然能長到大約4到8公尺高。種籽（果實）將這些生命能量濃縮其中，這類精油的香氣及作用自然威力十足。

種籽（果實）精油對於我們的身體能夠發揮的作用，在於強壯肝、心、腎。這些

都是我們體內主掌生命能量的重要內臟器官，日文甚至會用「肝心要」還有「肝腎要」等詞句，表示非常重要的意思，也就是說，種籽（果實）的生命能量，能讓身體充滿活力。但是對於筋疲力盡的人來說，種籽（果實）精油的力道卻過強，在芳療過程中使用時，請特別留意接受芳療者的身體狀態。

有些人可能會認為，用來洗芳香浴，滴幾滴到熱水裡應該不成問題，但在芳療過程中會造成腎臟負擔，因此並不推薦給過勞的人，或是患有腎病的人使用這類精油。

另外種籽（果實）也可視為內含可能性及才能。種

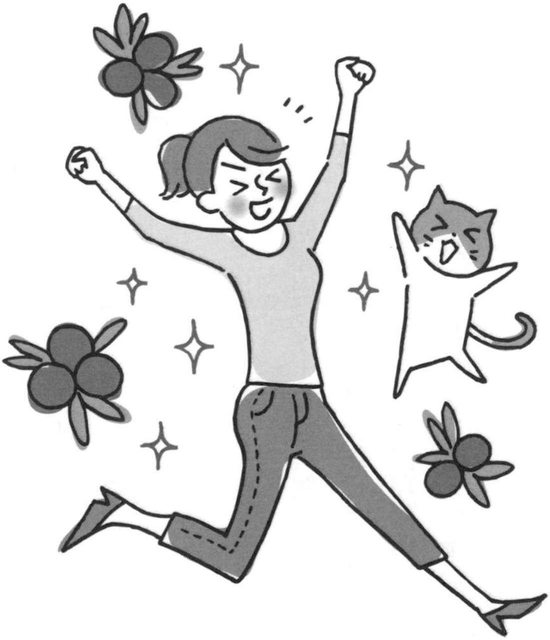

籽內部看似空無一物，其實播種於土壤之後，即會生根發芽，展葉開花……。就是因為內部蘊含著菁華，日後才能呈現出如此實體樣態。但是自然界的種籽，並無法掌控自己的命運。當種籽自然落地之處日照充足、土壤肥沃、雨量適中，這顆種籽便能發芽，順利成長茁壯；但是當種籽掉落在條件不佳的日陰處，又是土壤不肥沃，還無法獲得雨水灌溉的環境，自然無法順利生長。

具有如此特質的種籽（果實）精油，我們該如何運用呢？——**每一個人，皆具有其與生俱來的才能及可能性。而且人類不像植物，我們可以自行選擇讓可能性及才能萌芽的地方。相信自己的可能性，並且充滿希望，再將這顆種籽播種於理想的環境**，而在這段播種的過程中，種籽（果實）精油便能發揮助力。反之，對於未來毫無盼望、人生不抱持希望，或是找不到方向的人，這類精油或許會令人頭痛。說不定，頭痛是害怕在精油影響下，被迫打開封閉自己已久的枷鎖。因為當你察覺到自己的可能性及才能後，就得離開習以為常的環境，改變生活方式，也許是對於變化感到恐懼，才會以頭痛的方式表現出來。

但是當你內心存在「未來想怎麼走」的明確想法或希望時，種籽精油將成為美好的助力，提供你前進的能量。或許種籽在發芽那瞬間是處於被動，不過後續將自行生出根來成長茁壯。以陰陽的角度解釋的話，就是陽性佔了優勢。所謂的陽性，通常解釋成男性方面的能量，的確種籽精油的香氣大多偏向陽剛氣息。我雖然是名女性，但是並不全然與男性能量無關，每一個人的內在，其實都同時存在男女兩性的能量。在這當中，我們將敢於勇往直前、充滿行動力及積極性的主動能量，視為陽性的特質。當你想要大舉提升這類陽性能量時，我就會推薦使用種籽精油。

【根部】精油相關說明

在種籽啟動生命時，首先會將根部深入土中，吸收土壤的能量，並逐步根著於大地，因此「扎根」為其特徵之一。藉由雙腳確實著地的力量，靠自己一步一腳印，強化在現實中逐步實現自己人生目標的能量。

一提到根部，就會使人聯想到下半身，實質上根部類精油正等同於我們的腸道及雙腳。以脈輪（※250頁再行解說）來解釋的話，就是支撐人體，作為基礎的第一脈輪。根部精油具有這方面的特質，因此對於尚未找到明確人生方向或是目標的人而言，可能毫無吸引力。

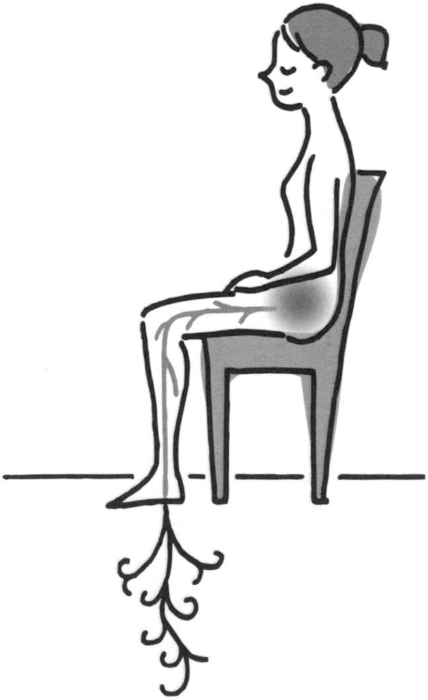

不過近來想要活得像自己，自主意識不斷高漲的人與日俱增，因此有相當多的人，都十分熱愛根部精油。不再聽從他人意見，想憑一己之力活出充滿自我特色的人生，這種趨勢愈來愈受到矚目，感覺整個時代變得蓬勃起來。

當你想迎向人生方向及目標，腳踏實地生活下去的時候，根部精油將能成為牢固支撐這種意識的助力。此外根部精油還具有使下半身體溫升高的效果，因此對於虛寒體質的人也很有益處。當能量循環至腳部，使體溫上升，這也意味著有助於增強行動力。接下來，馬上為大家針對各種精油逐一進行解說。

Kei 老師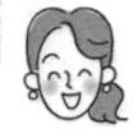（以下簡稱K）：這次要帶領大家針對3支精油進行聯想。我先在試香紙上標明A、B、C，再分別滴上精油，然後傳給每個人嗅聞。

【聯想】

K老師

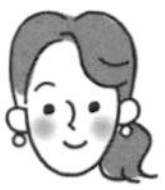

- 這次試聞的精油大多充滿力量，有些人可能會覺得反感。這時候可將感受如實紀錄下來，比方說「不怎麼喜歡」、「香氣過強」、「頭腦昏沉」之類的感覺，沒必要勉強自己去適應精油。覺得難受時，可以停止聯想。
- 現在就從A試香紙，開始傳下去讓大家試聞看看。

A×聯想內容分享

學員A

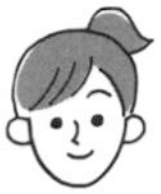

- 感覺很清透。底蘊充滿柑橘都會有的苦味。有種似曾相識的感覺，但是我自己不太喜歡這種香氣。聞的時間一久，就會覺得有點噁心。遺留下一種咖啡色朦朧的感覺。

學員B

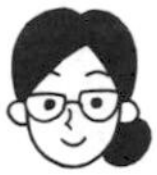

- 胸部、肩膀……等上半身的部位感覺很暖和。辛香的味道，會讓人在腦海中浮現出紅色及橘色這類的色調。有種雲霧飄散的感覺。不過這種香氣我個人還滿喜歡的。

學員C

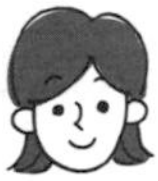

- 第一個聯想到的顏色是黃色。給人一種刺激、銳利的印象。

K老師

- 出現澄淨青空、純白校園的畫面。雖然是一片空白，但是自己卻很期待接下來要著手描繪出哪些圖案。給人一種「未來須由自己創造，秉持一片清晰思緒」的感覺。

藉由精油與「自己」對話

單純嗅聞精油的話，一點意義也沒有。切記在聞香時，要集中自己的注意力，想像著「我希望如何變化」、「面對眼前的煩惱我該如何解決」。在這樣的專注力下嗅聞精油的話，你就能作出選擇，明白「現在該怎麼做才適合自己」、「毫無感覺的精油可能自己並不需要」。

藉由精油和自己對話，釐清「自己內心想法」的過程，我想正是芳香療法的精髓之處。

令精神層面完全淨化的「心靈護衛」

精油A…【杜松】

杜松精油俗稱淨化的精油，主成分為α-蒎烯，由於大量內含α-蒎烯的關係，在排泄方面效果顯著。在芳療過程中使用時，主要有助於使體內老廢物質隨同尿液排出，十分推薦給身體會水腫的人使用，但是相對也會造成腎臟負擔，因此應視身體狀況及腎臟情形斟酌使用。

杜松屬於灌木類，不過有些卻會長到10公尺以上。和覆盆子及藍莓一樣，同屬莓果類，需要2到3年才會成熟。杜松精油原本稱作杜松子精油，只會將成熟後的果實以人力採摘下來，再經由蒸餾方式萃取出精油，但是製作過程非常耗時費力，因此後來才開始將整個枝頭，包含針葉狀葉片和初長出來的綠色果實，並加上成熟後變黑的果實全部摘下，再經蒸餾製成精油。

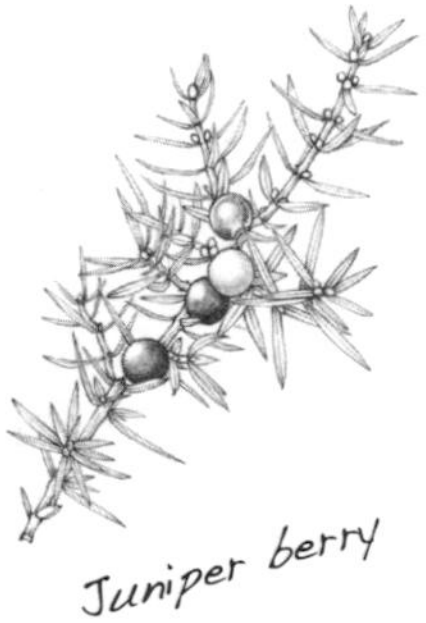

因此，杜松有分單用果實製成的精油，也有混合枝葉萃取而成的精油。購買時，請詳加確認萃取部位。

杜松果實的部分稱作液果，含有許多水分。以五行（※參閱１３８頁）來說屬「水」，顏色呈現黑色。一說到「水」，就會讓人聯想到內含先天的菁華。也就是說，和承繼自父母的ＤＮＡ訊息、與生俱來的體質以及出生前的靈魂記憶有關。所以才會說，杜松精油會使人回憶起靈魂的記憶，使人察覺人生的方向。

杜松最主要的關鍵字為 Psychic protector（心靈護衛），有助於保護個人的能量。非得出席會令人窒息的聚會場合時，或是要前往不想去的地方時，將杜松精油擦在身上，就能藉由外部的能量保護自己。當治療師在為身心狀態非常不理想的顧客進行芳療時，或是接受芳療的顧客十分依賴而令人困擾時，都可以用杜松精油作為保護自己的屏障。

以脈輪（※參閱２５０頁）而言，杜松的香氣會作用在第三脈輪上，能強化「個體」，釐清個人存在的價值。

所謂的「個人特色」，該當如何解釋呢？現在時興的風潮，感覺是為了在世人面前展現出自己的美好之處，於是多方學習、培養才能，修飾自身展現個性……，但是我的想法正好相反，我認為應該排除在成長過程中被灌輸的觀念及資訊，展現「真實的自我」。一般說到淨化作用，通常會解釋成解毒或利尿這方面的對身體的影響，其實還包含拋卻相同觀念、社會規範以及自尊心等部分，活得像自己、回歸真實面貌這方面的精神淨化作用。不過要實踐這部分是需要勇氣的，此時陽性能量便能助你一臂之力。

【Information】

懷孕期間應避免大量使用。另外，由於會造成腎臟負擔，用於芳療時請避免長期大量使用。例如使用一週後，隔週應停止使用，將使用期間隔開來。

【對身體的影響】

可增強陽性能量，使人充滿力量，並有助於提振精神，因此十分推薦給疲勞卻無法獲得喘息的人使用。例如「職務繁重筋疲力竭，但卻情緒高漲無法入眠」的人，一般通常會認為比較適合使用具放鬆效果的薰衣草精油，其實當精油與一個人的緊張情緒差異太大時，嗅聞後經常會覺得「難以接受」而感到不愉快。類似這種時候，如果能聞一聞杜松精油或是接下來要介紹的黑胡椒精油，多數人都會反應「感覺非常放鬆」，才會在一開始進行芳療，便馬上進入夢鄉。

原理其實很簡單，就是陰陽互補的概念。這時候，須觀察當事人的陽性特質高漲到何等程度。即便當事人表示「我好累、想休息」，但是當他的身心處於興奮狀態，能量高漲＝陽性特質強大時，突然提供具陰性特質的精油，能量恐怕無法順利循環。因此這時候應刻意使用具陽性特質的精油，藉此極度強化陽性特質。這樣一來，自然會由陽轉陰，而能放鬆下來，使身心獲得喘息。這就是「陰極轉陽，陽極轉陰」的道理，在這段過程，會專注於陰陽能量的循環。

此外，由於杜松精油具有強腎的作用，據說解毒能力十分之強，會將體內老廢物質隨同血液運送至腎臟，經由腎臟化為尿液排出體外。因此在芳療時使用杜松精油效果會最為顯著，不過當一個人很疲勞時，腎臟機能恐怕不佳，所以請多加留意，否則要是造成腎臟過度負擔，將會出現反效果。

我自己在筋疲力盡時，每次用內含杜松精油的保養油接受芳療後，腰部就會變得沉重無比。甚至連上芳療課程的學員也是一樣，使用內含杜松精油的保養油練習後的隔天，就會有人反應「腰很痛」。學員可能會懷疑，自己是不是在練習芳療時姿勢不佳所導致，事實上多數都是因為造成腎臟負擔了，才會出現疼痛的感覺。

此外，塗上杜松精油的地方，會出現局部溫熱的皮膚發紅作用。冬季天氣寒冷，身子縮緊後肩膀就會痠痛，這時候只要用基底油將杜松精油稀釋後，塗在肩膀上即可。杜松精油具有燥熱及乾性（熱、燥）這兩種特性，相對當體內有寒氣及濕氣滯留（寒、濕）時，使用杜松精油即可看出明顯效果。

舉例來說，在冬季嚴寒的日子，外頭又下著雨，在這種時候會因為寒氣及濕氣導致神經痛、風濕痛的人，最適合使用杜松精油。另外也十分推薦給虛寒體質，又容易水腫的女性使用。

【對皮膚的影響】

適合油性肌膚使用，但是具有強烈刺激性，因此務必稀釋成適當濃度後再行使用。一般來說，會比較適合男性使用。

【對心理的影響】

杜松精油可以保護心靈，避免受到外部影響。種籽一定都帶殼，才能保護內部＝具有「保護」的作用。原本杜松屬於液果，果實內含有大量水分，所以須藉由外殼才能充分獲得保護。這道屏障看似堅固，其實內部卻富含水分，十分溫和。譬如內心敏感細膩，卻武裝起來使得外表看似冷酷，常受到周遭誤解的人，同樣也很適合杜松精油。

最重要的是，杜松精油具有淨化的功能，有助於排除所有「邪氣」，即所謂人體不需要的能量、負面情緒、嫉妒心、不安……，將這些邪氣淨化之後，就能保持清晰思緒，還能使人充滿陽性能量，勇往向前。以五行來說，就是具備「水」的屬性，這會和我們體內的「心志」相連結。遇到某些事情需要下決定時，使用杜松精油就能堅定意志。

尤其最適合在展開新事物時使用杜松精油。例如接下來要培育新芽（才能或是可能性）時，當下會覺得杜松精油充滿宜人愉悅的香氣，感覺像是在祝福自己擁有一個全新的開始。但是對於無法到達這番境界，內心充斥著迷惑、混亂的人而言，杜松精油可能會過於強烈，而使人感到頭痛。

在進行芳療時，正在克服人生瓶頸或身陷障礙漩渦中的人，尤其偏好杜松精油。以前我曾在醫院門診擔任芳療師，當時遇到了一名30幾歲的女性患者。她在20初頭的年紀，因為職場上的人際關係辭去工作後，患上了憂鬱症，長達十幾年來一直繭居在家。

無論她自己，甚至於周遭親友，都認為她很難回歸社會了。而且她還食不下咽，所以極度孱弱、骨瘦如柴。儘管如此，她仍舊表示「胃不舒服、吃不下飯」。在求生欲望背後，全靠飲食這種行為在支撐，所以吃不下飯，意味著求生欲望一直在消退。

不久後，她還被診斷出患有膠原病，以及纖維肌痛症等疾病，她告訴醫生，「全身一直很痛，就像利刃在身上割一樣」，但是檢查結果並無異常。因此每當主治醫師問她「真的很痛嗎？」的時候，她才會逐漸在心中築起一道牆。

她感嘆著身邊沒有人明白她的痛苦，不過她最令人敬佩的地方，就是除了治病之外，每週一定會來接受一次芳療。當時院內有幾名治療師，輪班負責芳療的工作，電子病歷上都會紀錄每次使用了哪些精油，最常見的，就是橙花精油以及薰衣草精油。我心想，選擇這幾款精油的目的，肯定是為了改善失眠及鎮痛。其實我很想知道，她究竟喜歡哪種精油，等到我負責芳療時，便試著問她：「妳要不要自己來挑選看看妳喜歡的精油？」後來她毫不猶豫地選擇了杜松精油。

我完全能夠理解。因為周遭親友總是誤解她，懷疑她「根本不會痛」、「因為不想回歸社會才一直在裝痛」，為了逃離這些痛苦，她才會逐漸築起了一道牆，讓自己躲起來，避免與人打交道。這樣一來，個性不但變得愈來愈頑固，全身也會逐漸僵硬起來。我覺得她的身體會痛，就是起因於此，其實就是在反應關節僵硬了。

後來我認為應該回歸單純，利用她喜歡的香氣進行芳療，於是在芳療過程中，皆以杜松精油為主。雖然進度緩慢，不過她封閉的內心，以及萎縮性的疼痛，都出現了好轉的跡象……，約莫一年過後，某日她突然來向我諮詢，說她「想要學習芳香療法，回歸社會」。雖然她脫離社會已逾十年之久，但在體驗過一年的芳香療法之後，竟然打算以此為職志，重新加入社會的行列！我真心覺得，杜松精油真是太神奇了！另外我也非常感佩，芳香療法真是一門很棒的療法。

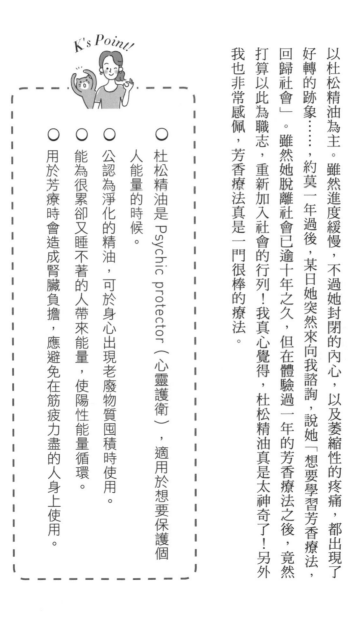

- ○杜松精油是 Psychic protector（心靈護衛），適用於想要保護個人能量的時候。
- ○公認為淨化的精油，可於身心出現老廢物質囤積時使用。
- ○能為很累卻又睡不著的人帶來能量，使陽性能量循環。
- ○用於芳療時會造成腎臟負擔，應避免在筋疲力盡的人身上使用。

B × 聯想內容分享

學員A

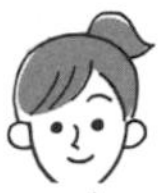

- 給人四平八穩、根深柢固的感覺。雖屬木質香，卻帶有堅果的香氣。可用穩定二字作為主要的形容詞。類似泥土中的芳香。但是我個人不太喜歡，無法長時間嗅聞這種香氣。腦海中浮現出咖啡色山麓廣闊分布的梯形。

學員B

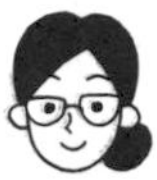

- 有種紫菜、海濱的香氣。眼前浮現漁夫在海邊攤開紫菜的景象。給人一種太陽光線閃耀，落在黑色固體上的感覺。

學員C

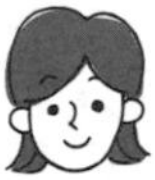

● 使我聯想到森林、深綠色。香氣辛辣又溫和，感覺這股溫度從胸部一路擴散到肩膀。是一種力道強勁，令人喜歡的香氣。

K老師

● 會讓人想要動起來，坐立難安，身體輕飄飄的，很想吹口哨跳著走路的感覺。渴望停止用大腦思考，強化肉體的感覺。這種香氣好像在提醒自己，要多用身體去感覺。

可作為促使個人才能開花結果的極大助力

精油B：【黑胡椒】

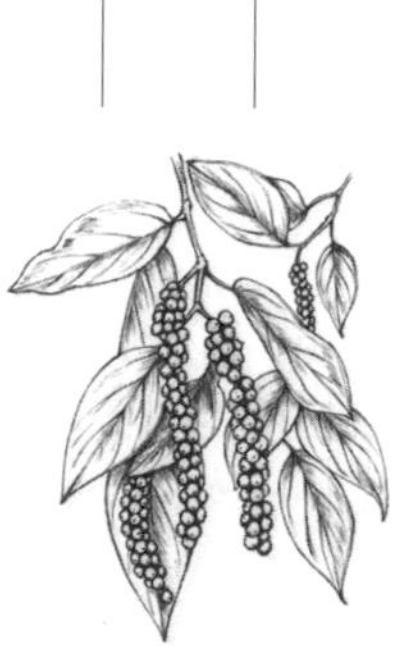

黑胡椒精油的組成成分與杜松精油相似，同樣內含大量α-蒎烯，因此在排泄效果方面相當顯著。

這種香草自古便具有極高的醫療價值，長久以來，一直被視為珍貴的辛香料。據說在印度文獻中留有紀錄，早在四千～五千年前，便曾將黑胡椒用於治療肝臟以及泌尿系統的疾病。用作藥物的歷史十分悠久，且在古羅馬時代，價值更等同於黃金，甚至有段時期，還會上繳黑胡椒以作為稅金。當時候的人們，要是穿越時空來到現代，肯定會十分驚訝，因為價值等同黃金的黑胡椒，如今在超市居然隨手可得。

黑胡椒也和杜松一樣，綠色的果實經乾燥後會變黑。那樣渺小的果實，長大後竟然可高達4到8公尺。

在進行香氣聯想時，大家對於黑胡椒精油最常見的評語就是，「完全聞不出來這像食用的黑胡椒。」因為黑胡椒獨一無二的辛辣成分胡椒鹼，並無法藉由水蒸氣蒸餾出來，因此黑胡椒精油的香氣其實相當沉穩。

不過黑胡椒精油內含的能量，就像黑胡椒給人的印象一模一樣，關鍵字為Hot oil，能讓身心都變得十分熱情。在精神方面，同樣能點燃使人覺醒的火苗。

黑胡椒可作為促使個人才能開花結果的極大助力，而且會作用於第三脈輪。杜松能泡成香草茶來喝，黑胡椒則能作為辛香料食用，其實只要能夠送進胃裡的，多數都會在第三脈輪產生作用，有助於個人特質覺醒過來。大家不妨將黑胡椒精油與杜松精油歸類在同一組。

【Information】

和杜松精油一樣，在排泄上有十分顯著的效果，推薦大家在芳療過程中用來淨化身心，但是長時間使用恐怕會造成腎臟負擔，因此使用時請間隔一段時間，例如這週用過了，下週便暫停使用。另外，自認腎臟機能不佳的人，進行芳療時最好別用黑胡椒精油。

以五行來說，黑胡椒精油屬「火」，與個人表現及喜悅有關係。而且果實精油在落土後，生命才會開始萌芽，因此也具有「土」的屬性，代表豐盈及安定。

【對身體的影響】

使身、心、靈全面覺醒，發光發熱，另外局部溫熱的皮膚發紅作用也十分明顯。或許是溫熱印象強烈的關係，在冬季進行芳療時，大多數的人都會選用黑胡椒精油，這點也正好迎合治療師的需求。只要將黑胡椒精油擦在手上，手掌馬上就會紅通通，逐漸暖和起來。每次用擦過黑胡椒精油的雙手進行芳療時，顧客總會非常欣喜地直呼：「妳的手好暖和，感覺真舒服！」反之，夏天使用卻會造成溫度過高，有時會害人上火，不過最近冷氣吹太久，導致身體虛寒的人相當之多，所以我覺得若要對付夏天的畏寒體質，黑胡椒會是不錯的選擇。

另外，黑胡椒精油和杜松精油一樣，類似在氣溫下降、陰雨綿綿、又寒又濕的時節會發生的疼痛，都能看出不錯的改善效果。

還有對於肌肉以及神經方面，也具有鎮痛、鎮痙的作用，所以在運動前暖身時，也可用來提升肌肉溫度，而且運動後想去除肌肉囤積的疲勞物質時，同樣能派上用場。針對感覺痠痛的部位，也能有所改善。所以黑胡椒精油在芳香療法中，算是相當容易看出成效的精油之一。

再者，黑胡椒屬於辛香料，人只要一聞到香氣自然就會分泌出唾液、刺激食慾。沒有食慾，代表「吃東西＝活下去」的欲望減退。如果在這樣的精神狀態下嗅聞黑胡椒精油，往好的方面想，會使人燃起欲望。終日忙忙碌碌，只為工作鞠躬盡瘁，忘記人生樂趣的人，還有嚐遍山珍海味，也不覺得美味的人，十分推薦使用黑胡椒精油試試。

【對皮膚的影響】

在護膚方面並沒有特別的功效。可用來保暖、提升溫度。

【對心理的影響】

黑胡椒能讓人的內心變得更加堅強。和杜松精油一樣，黑胡椒精油十分推薦給很累，卻又無法休息的人使用。

在五行中屬「火」，可督促個人表現。黑胡椒精油能讓自我克制、壓抑，以及飽受挫折的人獲得解放。每一個人生來都具有不同的才能。假使你已經察覺到自己的才能，卻又加以掩蓋的話，恐怕會累積相當大的挫折感。

有一位顧客令我印象十分深刻，她就是透過黑胡椒精油，找回了她的幸福。她在諮詢時提道：「每次看到別人對於某件事非常投入，朝著目標努力實現的模樣，我的心情就會莫名煩躁、很反感。但是我卻不知道自己為什麼會出現這種反應。」後來我請她挑選精油，她跟我說：「我覺得黑胡椒精油很好聞！」因此我才察覺到，「難不成這位顧客想要自我解放。」

我認為芳香療法的優點，在於治療師不需要指示或強迫顧客。當我們長大成人後，往往不願意聽從別人指揮，討厭被人指指點點。如此一來，更要相信精油的力量，督促自己與精油認真對話。只要能知道自己需要哪種精油，接下來就能藉由精油，冷靜觀察自己，甚至精油還會使你覺察許多事情，讓你能靠一己之力，自我療癒。

這位顧客表示，她尤其深受黑胡椒精油所吸引，因此我讓她嗅聞香氣，一面問她：「請妳隨意說說看，這種香氣令妳想到什麼？」她突然說起：「以前小時候……，我很喜歡畫畫。在幼稚園時，朋友和老師總是誇讚我『畫得很棒』，小學時期還曾經比賽得獎，所以我相當自豪很會畫圖這件事。後來有一天，我跟母親說『未來我想成為畫家』，結果母親劈頭就說『別作夢了，當畫家怎麼能填得飽肚子』。更叫我備受打擊的是，她竟然說我『其實畫得並沒有那麼棒。』現在回想起來，母親想要表達的，應該是我並不像達文西或畢卡索這種天才畫家畫得這麼棒，可是當時真的狠狠刺傷了我……」

聽說這位顧客，當時毅然決然放下了畫筆，我相信她內心一定非常痛苦。畫畫好比人生樂趣，也是一種自我解放。不再畫畫後，飽受挫折的情緒一直累積，於是看到一直在解放自我的人，才會莫名地心情浮躁，內心起伏不定。

我請她在家裡也可以試著使用黑胡椒精油，並在指導完建議事項後，結束了此次的芳療，後來過沒多久，她捎來了一封電子郵件。「療程結束後，我又開始提筆畫畫了！而且我感到非常快樂。到了這把年紀，我已經不會想成為畫家了（笑），不過多虧用了黑胡椒精油，才讓我發覺到，畫畫能讓我充滿幸福感。」她開心地與我分享。

區區香氣，居然能讓一個人的生活變得如此快樂。這正是芳香療法的美好之處。

一般提到黑胡椒精油，往往只會用在身體上保溫、消除痠痛、增進食慾，其實黑胡椒精油的功效不僅如此而已！**黑胡椒精油同樣能作用在身、心、靈上，使人找回對生命的熱情，讓人更想要活出自己！**

以上述的經驗談來說，黑胡椒精油就幫助了這位顧客找回對畫畫的熱忱。而且還給了她打破枷鎖的力量，使她不再否定自己的才能，不再封閉自我。黑胡椒精油的優點就是充滿陽性能量，使人不再氣餒，能夠積極踏出輕快的腳步。每個人的情況不同，有些人可能非常害怕踏出這一步，不過黑胡椒精油，卻能帶給這些人希望與勇氣。

黑胡椒精油還能幫助大家對自己的可能性充滿自信，這部分算是五行中屬於「土」的能量。「土」能讓人相信，自己擁有一切的可能性。

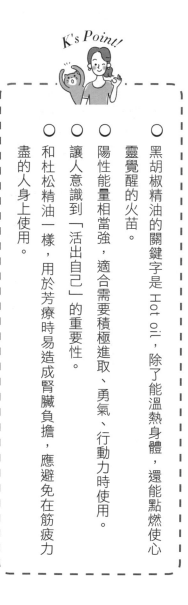

○黑胡椒精油的關鍵字是 Hot oil，除了能溫熱身體，還能點燃使心靈覺醒的火苗。

○陽性能量相當強，適合需要積極進取、勇氣、行動力時使用。

○讓人意識到「活出自己」的重要性。

○和杜松精油一樣，用於芳療時易造成腎臟負擔，應避免在筋疲力盡的人身上使用。

C × 聯想內容分享

學員A

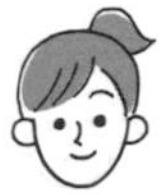

• 我自己很喜歡這種香氣！平時雖然覺得聞起來感覺很強烈，但是今天卻覺得十分舒適自在。力道強勁卻輕盈，腦海中浮現出透明感、光線的印象。感覺有黃綠色的光線傾注而下。

學員B

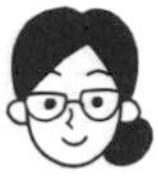

• 偏向柑橘類香氣，卻又清爽宜人。用顏色來形容的話，類似檸檬色、水藍色。這種香氣會讓人想要一直聞下去。使人聯想到初夏。沒想到只是用鼻子聞一聞，腹部竟然就暖和起來了。

學員C

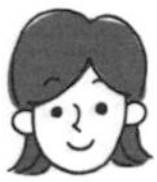

• 腦海中驟然浮現出蕎麥麵的佐料。具有生薑用磨泥器磨成泥之後散發出來的香氣。隱約感覺到雙腳、腳踝和腳底慢慢溫熱起來。

K老師

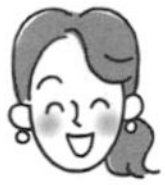

• 最喜歡A、B、C中的哪一種香氣？

所有人都把票投給C。

K老師

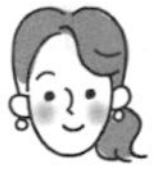

• 生薑精油最受大家歡迎，總是人氣最旺的一款精油。生活在現代的我們，看來真的很需要生薑精油，因為具備了來自「根部」的能量。坦白說，穩固根基的力量＝基礎實力愈扎實，心志也會愈堅強，讓人可以在這世上，將自身能量精確施展開來。此時大家是否有所啟發了呢？

• 這次試聞的精油，A、B是由種籽（果實）製成，C則是由根部萃取而來。

了解每個人的存在都是有意義的，使人更具安心感

精油C…【生薑】

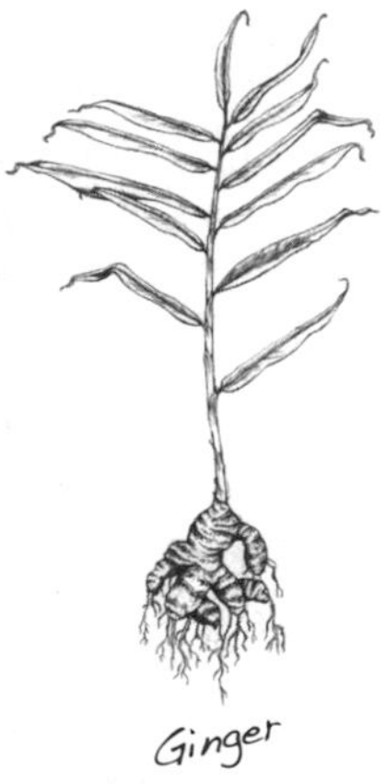

試聞的3支精油中，唯獨生薑精油是由根部萃取而來，成分與其他精油完全不同。主成分倍半萜烯具有一種獨特性質，氧化後香氣會更加飽滿。一提到氧化，給人的觀感並不佳，不過生薑精油接觸到氧氣之後，才會逐漸熟成，所以將用了一年，內含高比例倍半萜烯成分的生薑精油丟棄的話，我個人會覺得非常可惜。

如果嗅聞進一步熟成的生薑精油，可以感覺到香氣變得甜美、柔和。刺激性及新鮮感都消失了，讓人感受到沉著、飽滿以及女性的優雅感。當我著重在生薑精油的藥理作用時，會使用新開封的生薑精油，若以香氣為重點時，則會另外使用熟成後的生薑精油。

在古希臘羅馬四處行醫的迪奧斯科里德斯，同時也是名植物學家、藥理學家，傳聞由他著作的藥草書藉《藥物論（De Materia Medica）》，為西洋醫學奠定下根基。

2000年前流傳至今的書籍依舊受人拜讀，大家不覺得萬分感佩嗎？在這本書中，早已介紹過生薑屬於促進消化的藥物。中藥也有生薑這味藥，自古便常用為藥材治療疾病。

生薑的最大特色，在於根部的造型。塊狀的外型，給人一種穩重的安定感及整體感，香氣的特徵也是如出一轍。以脈輪來說，與第一脈輪相連結，也就是支撐人體的海底輪。關鍵字為Peace of mind（安心），對於存在這件事感到安定的意思。這種香氣會使人具安心感，認同每個人的存在都是有意義的。

據說第一脈輪自誕生在這世上、斷開臍帶的瞬間開始，便啟動運轉。有句俗語說：「江山易改，本性難移」，其實第一脈輪的活躍期只到3歲為止。在這段時期，一個人根本無力完成任何事，凡事都得依賴他人，也就是說，什麼事都不必做，別人就會供給自己一切所需。這段時期，就是在體驗這種無條件的安心感。

可是，假設在這段期間弟妹出生了，一定會覺得父母的關愛，一下子移轉到弟妹身上，再也沒有人會對自己感興趣。因此，為了吸引父母注意，於是拚命地幫忙母親以贏得誇讚，或是故意搗蛋引人關注。長久以往，自然會產生錯覺，以為自己一定要努力表現，或是行為獨特，否則別人並不會關心自己。

在這種情形下長大成人之後，通常會開始充滿不安心的感覺，覺得若是不強調自己的存在感，別人恐怕就不會認同自己的存在是有意義的。即便自己完全沒發覺，但在不知不覺間，一直在要求自己必須比別人更努力的人，多到出乎意料。期盼充滿安心感，在不需要特別努力的情況下，只要活著便足以證明自己存在意義的人，應該會覺得生薑精油的香氣無與倫比。

「我只要做自己就好，不需要盡無謂的努力」，使用生薑精油，就能引導我們的情緒獲得這樣的安定感。

【Information】

學名為Zingiber officinalis。Officinalis意指「藥用的」，自古以來，藥效明顯的知名香草，皆會以此命名。

由於是根莖類的精油，落地生根的能力非常之強。有助於溫熱下半身，因此十分推薦給虛寒體質的人使用，且能強化行動力，所以經常思慮過多而遲遲無法付諸行動的人，一定要來使用看看。

經水蒸氣蒸餾而成的生薑精油，由於獨特的辛辣成分並未經蒸餾萃取而出，因此意外地感覺沉穩。通常我在進行芳療時所使用的Farfalla（瑞士）生薑精油，便具有十分甘甜顯目、充滿水果芳香的特色。作為香水的後調時，能夠呈現出十分有女人味的沉穩氣息。

生薑具備溫熱能量，**會散發出甘甜氣息、偏女人味的香氣，其溫熱性質則有助於提升陽性能量**。雖然強度不比杜松精油或黑胡椒精油，卻能讓人的情緒和緩升溫，有助於激發迎向挑戰的欲望。

以五行而言，由於屬於根莖類，因此歸類為「土」的屬性，關係到安心感及滿足感。

【對身體的影響】

生薑在調整神經平衡方面功效卓著。有助於調節自律神經，因此在緊張、無精打采、情緒不安以及神經過敏時，會非常有幫助。生薑屬於食物，因此在調整腸胃機能方面也非常有效，會促進食慾，因此請大家記得，它同時也會激發求生欲望。對於壓力造成的食慾不振，可以看出明顯的幫助。

想要消除疲勞時，請大家務必使用生薑精油。生薑能活化腎臟機能，所以不要等到筋疲力盡時才用，稍微有些精神不濟時使用即可提振精神，讓人有充飽電的切身感受。

另外生薑精油還具有去痰效果，可溫潤肺部，因此當太冷生痰、黏膜發炎導致咳嗽時，都十分推薦使用生薑精油。天氣寒冷時，希望大家一定要多吃生薑，同時善用生薑精油。

【對皮膚的影響】

書中提到，生薑精油具刺激性，但是用在肌膚上並不會過於刺激。生薑能幫助修復皮膚細胞，保養肌膚時也常會使用生薑精油。

【對心理的影響】

生薑精油會賦予人安定感。對於尚未發覺個人生存意義的人，可賦予安心感，使人了解只要存在便充滿意義。另外還會帶來決斷力，這點屬於陽性特質，當大腦內的能量過度竄升，總是擔憂「失敗的話怎麼辦……」因而遲遲無法踏出第一步的人，便很適合使用生薑精油。畢竟無法主動踏出第一步，便無法創造事實，當你發現這個道理後，生薑精油就能提供你付諸行動的能量。

精油教室的學員在畢業之前，每一個人都會愛上生薑精油。大家在畢業後，照理都已經下定決心要步上芳療師一途，但還是會滿心不安，無法勇敢踏出第一步。每次我讓這些人使用生薑精油後，他們就能找回熱忱，確信「自己還是想從事芳療師的工作」，進而付諸行動。現代的女性愈來愈有能力，讓夢想成真、創造自我人生的人愈來愈多，所以我很了解生薑精油為什麼備受歡迎的原因。此外，**生薑精油也很適合想要行動卻忙不過來，疲勞困頓、全身缺乏能量的人使用。**在進行芳療時使用生薑精油，真的能讓人恢復元氣。

當你根深柢固，靠自己的雙腳踏實地走出一片天的時候，精神層次也會愈發提升。眼前的一切，無庸置疑全由自己一手打造，讓你體會萬事萬物受你吸引的感覺。於是，你會感覺非常良好，幸福滿盈，發生許許多多快樂的事情。反之，當你情緒悲觀，一直在嫉妒某人時，只會發生不祥的事情。這就是波動的法則。生薑精油能帶給人積極向前的強勁能量，因此情緒也會高漲起來。這時候，眼前發生的事情肯定會……，這方面就請大家來實際體驗看看吧！

其實生薑精油也能當作香水使用，沒想到這種用法卻鮮為人知，而且它還是很理想的香水後調。一般來說，香水後調大多會使用沒藥精油或雪松精油這類偏男性的沉重香氣，但是用生薑作為香水後調的話，能夠感覺到女性的華美、甜蜜及溫暖。生薑與花朵類、柑橘類的香氣也十分合拍，擦在身上當香水時，誠如前文所述，精神層次會愈發提升，眼前景色將隨之一變。當自己能夠心情愉悅地度過每一天，自然就容易有好事發生。

日後，當你因某事感到困惑，終日尋尋覓覓「答案在何方」時，偶然路過書店瞧見書名，說不定能給你當頭棒喝。這種體驗，必須在你專注眼前事物，實際體驗過後才能察覺。而生薑精油正好能強化這樣的感性。

每一天都能獲得各式各樣的禮物，生活中隨時在體驗林林總總的奇蹟，然而自己竟然絲毫無從察覺，這樣實在太可惜了。這樣的人，說不定比比皆是，所以請一定要來使用看看生薑精油。

另外，生薑精油也十分推薦給想要釐清人生任務的人使用，說不定能藉此獲得啟發，明白自己活在這世上的角色為何。

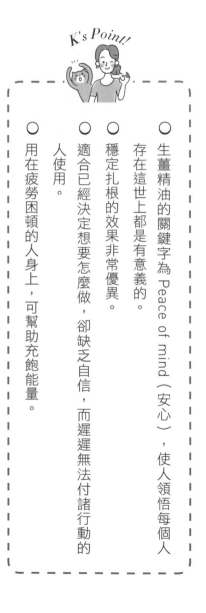

- ○生薑精油的關鍵字為 Peace of mind（安心），使人領悟每個人存在這世上都是有意義的。
- ○穩定扎根的效果非常優異。
- ○適合已經決定想要怎麼做，卻缺乏自信，而遲遲無法付諸行動的人使用。
- ○用在疲勞困頓的人身上，可幫助充飽能量。

Lesson 2

敞開封閉心靈的葉片精油

〔澳洲茶樹、尤加利、廣藿香〕

在第2課的課程中，將帶大家深入了解由葉片萃取而出的澳洲茶樹、尤加利、廣藿香這3款精油。先來為大家介紹每種精油的特性。

【葉片】精油相關說明

先請大家思考一下，植物的葉片有何功能？

葉片是用來吸收大氣中的二氧化碳，再排出不需要的氧氣，這些氧氣由我們吸收後，再將二氧化碳吐出來，動植物相互交換氧氣與二氧化碳，才能共同生活在這個世界上。仔細想想，葉片等同植物的肺臟，屬於呼吸器官。具有這類呼吸器官功能的葉片精油，會和我們的呼吸器官產生共鳴。相信大家都知道，當我們患上感冒時，澳洲茶樹以及尤加利精油對於我們的呼吸器官都相當有幫助。

「呼吸」堪稱人類生存最重要的一環。不吃不喝還能活上數日，但是停止呼吸後，幾分鐘內便會死亡。呼吸這種行為會成套進行，先排出體內的二氧化碳（＝體內的老廢物質、不需要的物質）後，再將空氣中的氧氣（＝從外界重新吸收需要的物質）吸進體內。

內心同樣會進行相同的行為，將心中累積的舊回憶放手後，心靈成長所需的養分，才能重新進入身體裡。坦白說，對於從前的回憶過分依依不捨的人，多數都反應會出現胸悶鬱結、咳嗽、痰多、聲音沙啞這方面呼吸器官的困擾。完全就像葉片精油在提示我們，「要將一直積壓在胸口、已經不需要的物質吐出來。」

靈魂稱作spirit，傳說語源來自拉丁語的spirare，這個字有「呼吸」、「喘氣」之意。經歷過各種事情之後，將已經結束的事情放下，再重新接受新事物，在這樣反覆的過程中，靈魂將會成長，我們才會發現生活在這世上的意義。

植物葉片大致上多呈綠色，若將綠色和脈輪兩相對照，將與所謂的「心輪」區塊重疊。這部分相當於身體的胸部，正好有肺臟存在。由此也能推論出，葉片精油會與呼吸器官形成共鳴。

另外，這個區塊也存在心臟。心臟是讓血液循環全身的器官，對於人類生存在在不可或缺。葉片也是經由光合作用，使生存所需的能量（糖）進行循環，二者功能如出一轍，所以葉片才會同樣具有調整心臟機能的強心作用。

除此之外，葉片還具有「敞開心房」的重要功能。每次提到要敞開心房，似乎都會聯想到積極與人交流，或是帶有「主動」表現自我的意味，有些人可能會覺得自己做不到，不過事實並非如此。其實植物為了獲取生存所需的營養，接收太陽能量時，通常沒有任何作為，純粹只是向著太陽展開葉片而已，並不會主動對著陽光做出任何舉動。

我們的內心也是一樣，只要自在地保持敞開狀態就好，這樣自然就能接收到成長所需的一切。

就像植物要是將葉片闔起來，不去吸收陽光就會枯萎一樣，一旦我們將內心封閉起來，便無法有所成長。所以在葉片精油裡，也具備了促使成長的力量。

有時我在諮詢過程中，詢問顧客「您有什麼煩惱？」時，有些人其實不太願意分享自己的事，總是隨口回說：「沒什麼特別的煩惱。」「大概就是工作很忙這類的吧？」「不過大家都一樣工作很忙……」雖然他們嘴巴上說沒有煩惱，心情卻總是不舒坦，似乎掛心著某些事，接著在芳療時，我請他們趴臥在按摩床上之後，發現這些人的骨骼都有共同的特徵。

他們的肩膀明顯內縮，進而影響到身體，使得呼吸變淺了。有的人完全就像胸前懷抱著東西，整個脊椎都彎曲了。我覺得這類型的人，似乎不善於將心事說出來，一有煩惱就獨自攬在身上。他們將周遭的和諧擺在第一位，並不會將自己的意見表達出來，認為「我自己忍受就好」，凡事竭力承受。總是心情平靜，細心聆聽對方說話，也相當合群……，乍看之下「人很好」，其實內心卻壓抑著真正的想法，以致於挫敗感不斷累積，自然想法也會變得內向。或許是從小就被教育「必須合群」，遇到人際關係發生問題時，才會習慣將自己的意見吞進肚子裡。

無論如何，這樣的心理狀態絕對不理想。

這種時候，我就會相信精油的力量。當你聽到治療師跟你說：「其實你一直在壓抑情緒吧？」或是：「你不善於表現自我嗎？」肯定心情都不會愉快，有時甚至會有種受傷的感覺，所以我才會推薦大家，在日常生活中應積極使用葉片精油，相信你一定會感覺葉片的香氣十分宜人。我想讓大家充分了解，使用自己喜歡的精油有哪些優點，而且最重要的是，必須每天使用。當你愈常使用，呼吸就會愈來愈輕鬆，內心也會獲得解放，有助於你將內心積聚的舊回憶完全放下。我認為，引導當事人實際與精油進行對話的操作模式，才最貼近芳香療法的本質，並非由治療師多方介入其中。

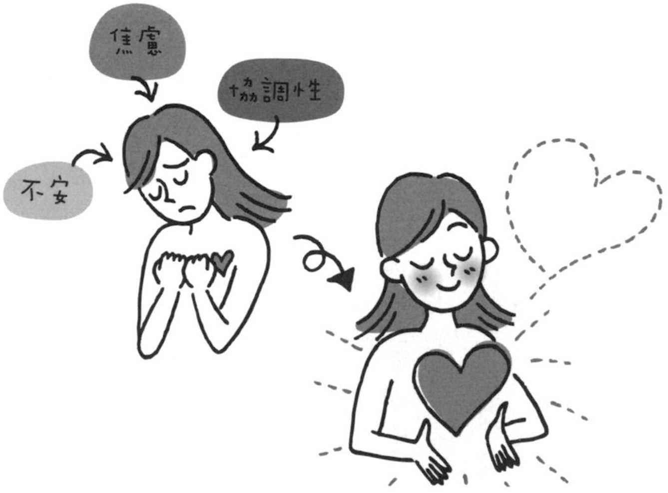

在色彩療法這方面，葉片顏色＝綠色被視為「自我成長、學習、變化」的顏色。大家想像成藤蔓植物或許會更容易理解，藤蔓會不斷成長，就算遇到障礙物，也能巧妙通過伸長枝葉。所以成長的本質，才會像這樣以綠色作為象徵。

想讓自己進一步成長、有所提升的人，請多加使用綠色的精油。成長其實就是積極進行捨棄舊事物、接收新事物……，這樣的循環過程，才能使人生轉變週期加快速度。想讓自己成長，卻思慮過多裹足不前、眼前景色一成不變的人，使用葉片精油將有助於喚醒你奮勇當先的心情，讓你看見全新的景色。

人在成長路上，總想堅守住「做自己」這個原則。從經驗之中，其實就能發現個人特色。在色彩療法裡，綠色的關鍵字就是「真實的探索者」。想要了解真正的個人特色為何，就得步上以人生為名的冒險旅程。

進行色彩療法時，通常選擇綠色的人，都有一再轉職或搬家的傾向，這種人的靈魂渴望形形色色的經歷。無論現職多麼令旁人稱羨，只要感覺無法再從中學習、不能進一步成長時，通常會毅然決然辭去工作，這就是綠色的特質。

在了解葉片精油的同時，也必須關注形狀的部分。葉片外型愈寬闊，愈能讓心胸敞開，提升「吸收」的能量，使人愈容易吸取空氣、接受他人的好意。反之，針葉類的葉片，則會使胸部收縮，強化「放下」的能量，有助於將空氣輕鬆吐出，讓心中糾結的多餘想法拋諸腦後。

闊葉類的代表性精油，有薄荷精油、甜馬鬱蘭精油、尤加利精油等；針葉類的代表性精油，包含迷迭香精油、杜松精油、澳洲茶樹精油。試聞過香氣加以比較之後，會感覺到用相同方式嗅吸時，前者的精油容易吸進體內，後者的精油容易吐出體外。

所以**請大家記住，想要吸收事物時使用闊葉的精油，想要放下某事時使用針葉的精油**，同時需要二種精油的功能時，調合使用即可。在著手調查艱深的藥理作用之前，像這樣從植物的形狀思考，有時也能獲得啟發，明白精油具備哪些作用。

另外，說到葉片的形狀，幾乎都是呈鋸齒狀，而且尾端會尖尖的，這種形狀與「刀劍」或「武器」十分類似，所以大量使用葉片精油，就像是身上帶著許多武器一樣，但是要對抗的敵人，其實是病毒及細菌。**葉片精油當中，具有強大的抗病毒作用及殺菌作用，所以才能增強免疫力。**

A × 聯想內容分享

K老師

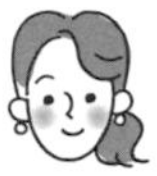

- 在第2課的課程中，會針對3種由葉片萃取的精油進行聯想，並由大家分享感想，加深對於精油的理解程度。
- 聯想時，不需要去猜測精油的名稱。請先感受一下聞起來如何。
- 首先第一個要進行聯想的，就是精油A。

學員A

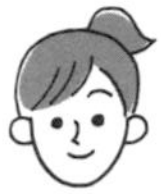

- 第一印象是香氣的特色很明顯，一聞就知道！在花粉症發作的時候，我都會滴在口罩上。香氣會從鼻腔一直擴散到眉間，再到達額葉。

學員B

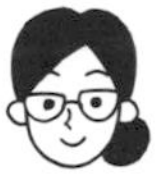

- 感覺肺部變得清澈通透，但是力道有些強勁，聞的時候感覺身體往後縮了。這種香氣令人聯想到一片寬廣，讓我回想起以前旅行曾經去過、充滿綠意的蘇格蘭。

學員C

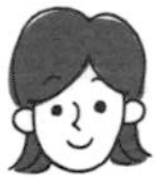

- 我會聯想到高聳凜然的針葉樹，嗅聞香氣時，呼吸變得很輕鬆。感覺胸口很溫暖，後來這種溫度甚至從腹部擴散到了背部。起初浮現出深綠色，接著變成紅色、橘色，最後又變回深綠色……，沒想到我個人還滿喜歡這種香氣。

K老師

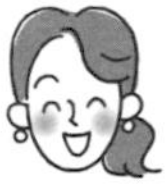

- 感覺到十足的解放感，呼吸變得很輕鬆，肩膀上的壓力消失了。覺得不再需要正義感，或是「必須去做什麼事」這類的想法，放手後心情變得好愉快。不過後來頭開始痛起來，甚至出現被針刺傷的感覺。

有助於誠實面對自己內心的選擇

精油A：【澳洲茶樹】

每次提到澳洲茶樹，大家都會浮現「殺菌」的印象，事實上澳洲茶樹精油也會對心理層面形成非常大的影響力。大家對於澳洲茶樹精油喜惡分明，有非常多的人，都相當喜愛這款精油。

澳洲茶樹的學名為 Melaleuca alternifolia，Melaleuca 的 melas 意指黑色，leukos 則是白色的意思。澳洲茶樹的葉片呈深綠色，但是遠看就像黑色一樣，反觀新生嫩枝看起來則是白白的，因此才會取名為「黑與白」。

外觀姿態也會使人聯想到精油的特色。有必要使用澳洲茶樹精油的人，就是非得黑白分明，否則會心神不寧的人，換句話說，這種人總是片刻不得放鬆，在這種時候，**澳洲茶樹精油有助於超越非黑即白的極端觀點面對事情**。讓人能態度從容地釐清凡事

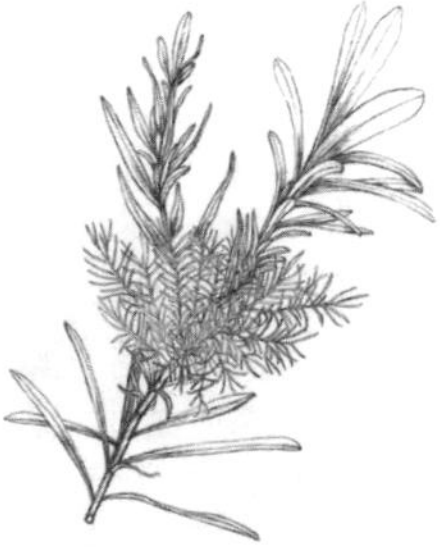

Ti-tree

非黑即白是否真有意義。

以先前的聯想為例，當你決定「非要怎麼做才行」的時候，內心只會愈來愈痛苦，而澳洲茶樹精油可以淨化這種令人窒息的感覺，使人放鬆心情。

凡事最重要的並不是評斷是非，而是做出對自己最重要的、最自在的選擇才有意義。澳洲茶樹精油能夠引領我們做出這種選擇，讓內心充滿迷惘的人有所依靠。此外，澳洲茶樹精油還具有增加免疫力的作用。因此除了能強化身體層面，也能讓心靈同時變強大。所以，當你左右為難，「內心其實想選A，但是多數人都說選擇B比較好……」的時候，澳洲茶樹精油可以壯大你的心志，給予你誠實面對內心選擇的勇氣。

由於澳洲茶樹精油具有優異的殺菌、抗病毒作用，所以我在感冒流行期間，感覺「喉嚨有點痛……」的時候，就會馬上滴一滴澳洲茶樹精油在手掌上勻開，再用雙手包覆喉嚨塗在皮膚上，然後喉嚨的狀態就會一下子好起來，在這瞬間，就能讓人切身體驗到澳洲茶樹精油抗感染作用的威力。但是過度使用，一天塗抹好幾次的話，有時會導致皮膚乾燥變得粗糙。雖說澳洲茶樹精油可以不經稀釋直接使用，但也不能使用過量。近年來有愈來愈多報告指出，澳洲茶樹精油會對皮膚造成刺激，或是形成過敏反應，會擔心這些問題的人，最好稀釋後再行使用。

以五行來說，葉片精油「金」的屬性較為強烈，具有使事物昇華的作用。因為帶有溫熱的性質，所以也兼具「火」的屬性，可激發自我表現。澳洲茶樹精油十分推薦給不受家人認同，自己卻真心想這麼做，或是受限於周遭的價值觀框架，找不到真實自我的人使用。如能在尋找真正自我的轉換期使用的話，將成為助力極大的後盾。

【Information】

通常可直接使用原液，但是桉葉油醇會對皮膚造成刺激，含量（澳洲規定不得超過15％）較多的精油，務必稀釋後再行使用。

否則過量使用將導致皮膚變乾。

【對身體的影響】

在抗感染作用方面，據說在精油當中相當出類拔萃。在感冒及流感盛行期間，大家都知道使用澳洲茶樹精油薰香，或是滴一些在泡澡水裡都十分有助益。通常我都會調合好幾種精油，加進無添加香氣的沐浴乳裡使用，而澳洲茶樹可說每次都不會缺席，用量只需要一點點，能夠散發出些微香氣便綽綽有餘。只要像這樣，將澳洲茶樹精油融入日常使用的物品當中，真的就能遠離感冒威脅。

除此之外，我還會用空寶特瓶裝水，再滴幾滴澳洲茶樹精油進去，出外時隨身攜帶，例如在電車到站後，或是外出返家時，不時拿來漱口。如果是在杯中滴1滴澳洲茶樹精油，香氣會過強，用不完的水倒掉又很可惜，但是裝進寶特瓶裡，每次想要漱口時，需要多少使用多少即可，非常方便。只要像這樣將澳洲茶樹精油融入日常生活當中，就能幫助我們防禦細菌及病毒，十分好用。

【對皮膚的影響】

殺菌作用相當優異，因此對於受傷或是香港腳等皮膚問題都很有幫助。還具有止癢效果，所以對於蚊蟲咬傷等發炎症狀也有改善效果。但是過度使用會導致皮膚乾燥，要特別留意。

【對心理的影響】

一說到澳洲茶樹精油，誠如前文所言，具有顯著增強免疫力的作用，包含**身、心、靈在內，對於全身上下都能發揮壯大的效果**。變得更強大，也意味著更能從容以對。真正強大的人，不會受限於二極化的評斷，理解「怎麼做都無所謂，只是價值觀的不同」，能用寬容的心態面對一切。

我通常會在當事人存在被害者意識時使用澳洲茶樹精油，這種精油，能讓「毫無自信」的人，擁有更堅強的心靈。比方說，公司賦予的任務不適合自己，內心充滿壓力，覺得每次公司都只會派棘手的工作給自己。自己明明想要活得更不一樣，卻只能感嘆時不我與，沒有勇氣主動改變現況。眼前的一切，毫無疑問都是自己一手造成，卻無法正視最關鍵的原因，也沒有勇氣面對事實，實在讓人好煎熬。很想從這樣的狀態中抽身，卻不知道應該怎麼做才好……。

然而，總將不盡人意的事情「歸咎他人」，你的人生永遠不會得到快樂。我在認識芳香療法之前，完全就是這種類型的人，如果我能為當時的自己做諮詢的話，第一個推薦使用的精油，肯定是澳洲茶樹精油（笑）。

容易受困於這種思緒的人，內心都有脆弱的部分，通常有能量不足的傾向。澳洲茶樹精油最擅長細心守護這樣的心靈，幫助你變得更堅強。

內心細膩、感性豐沛的人，當身邊的人老是向自己「下命令」、「出指示」時，會讓他人的價值觀凌駕於自己的價值觀之上，因而無法表現出個人與生俱來的特質，如此一來，事情當然無法如願進展。這種情形也會牽扯到被害者意識，所幸澳洲茶樹精油具備陽性能量，因此可以帶來相信自己價值觀的力量與勇氣。

澳洲茶樹精油具有心靈守護者的功能，保護自己不受周圍能量所影響，當你想要呵護纖細心靈，或是因周遭人倍感疲憊時，使用澳洲茶樹精油後還能發揮屏障的作用。

每次教大家，澳洲茶樹精油能夠像這樣用來心理治療時，常會聽到大家說：「我有茶樹精油，但是以前一直以為只能用來殺菌。」其實除了保健身體之外，澳洲茶樹精油對於心靈也有很大助益。大家一定要好好善用這支精油。

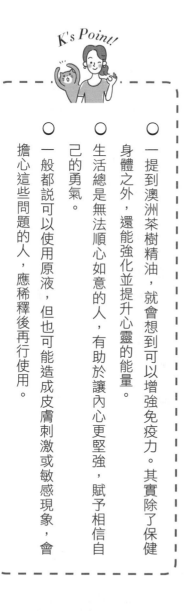

- 一提到澳洲茶樹精油，就會想到可以增強免疫力。其實除了保健身體之外，還能強化並提升心靈的能量。
- 生活總是無法順心如意的人，有助於讓內心更堅強，賦予相信自己的勇氣。
- 一般都說可以使用原液，但也可能造成皮膚刺激或敏感現象，會擔心這些問題的人，應稀釋後再行使用。

B × 聯想內容分享

學員A

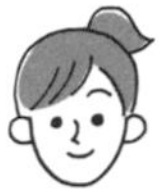

- 帶著刺激的清爽感，感覺呼吸變得很暢通，思緒也逐漸清晰起來。我非常喜歡這種香氣，甚至用了愛心作註記。

學員B

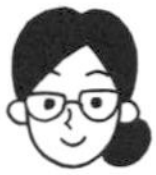

- 能量強烈，有種海闊天空的感覺。腹部也溫熱了起來。腦海中浮現涼風吹來，出現橘色橢圓形以及清風的畫面。但是我個人並不是很喜歡。

學員C

‧感覺餐後的胃部變得很輕鬆。覺得這種香氣在花粉症時期經常聞到。但是經過一段時間之後，會覺得這種香氣不好聞，很像鼻子塞住了。

K老師

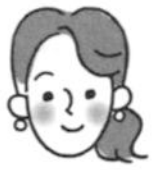

‧能夠破除一切限制的香氣。可使個人向上提升，感覺「夢想擴大、希望無窮」。讓視野變得更加寬廣，身心也變得無拘無束。

有助於「解放」自我，大幅擴展視野

精油B：【尤加利】

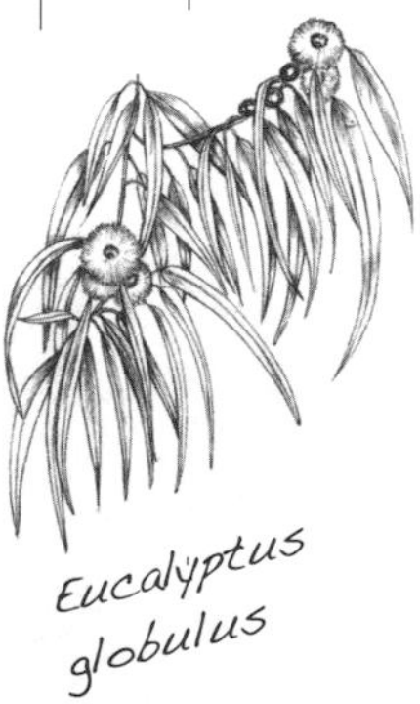

尤加利的種類逾五百種，其中只有幾種能製成精油。這次要為大家介紹的，是最受歡迎的藍桉尤加利精油，不過大家可能比較常聽到藍膠尤加利這個名稱。野生的藍桉尤加利，高達100公尺以上，十分驚人，是樹高最高的植物之一。

藍桉尤加利精油是由上方生長茂密的葉片蒸餾而成，因此關鍵字為open（開放），能使狹隘的視野驟然變寬廣。待在樹下滿思苦惱的人，登上樹後眼中映入廣闊無垠的天空，心情就會一片顯敞，「停止再為芝麻小事自尋煩惱。」尤加利精油，就是充滿這種感覺，同時也能讓人察覺到「自由」的氣息。

尤加利具有十分獨特的性質，其中一項特性被形容成「熱木」。澳洲的空氣非常乾燥，經常因為自然因素引發山林大火，從尤加利葉片釋放出來的萜烯，正是起因之一，而萜烯正是尤加利精油的主要成分。學習芳香療法的人，都知道精油屬於引火性物質，每當夏天氣溫上升，從尤加利葉片釋放出來的萜烯量就會增加，據說萜烯濃度一高，就會因為某些原因而引發火災。

但是，尤加利只要一著火，樹皮便會不斷剝落以防樹幹延燒，並藉由可從根部吸收水分和養分的構造下繼續生長。而且大火後的土地只要甘霖天降，尤加利即會再度冒出新芽，擁有不屈不撓的生命力。

從尤加利葉片釋放出來的芳香成分芳萜烯和水芹烯，一接觸到空氣中的氧氣就會產生臭氧。臭氧具有強大的殺菌作用及除臭作用，因此有助於淨化空氣。

由於尤加利會自然發火及產生臭氧，感覺上應該能強力淨化老廢物質，營造出潔淨的清新環境。

存在於澳洲的世界遺產原生林，名為藍山，這也是因為從尤加利葉片釋放出來的芳香成分，對紫外線產生反應後看起來形成藍色，才會因此得名。

單憑藍山這個稱號，就知道尤加利可活化與藍色相關的第五脈輪。這部分與喉嚨相對應，主要在強調談論真實的自我。第五脈輪，也是在學習「以真誠自我面對人生」。而尤加利的葉片，本身就是呈現泛藍色的綠色。

以五行來說，具備「金」的屬性，意味著放下過往種種，迎向嶄新的舞台。

【Information】

香氣強勁，會對心臟造成刺激，因此建議高齡者、孕婦、嬰幼兒、病人、高血壓患者，使用同為尤加利精油，但是作用較為和緩的澳洲尤加利。另外尤加利精油也會對皮膚產生刺激性，所以請充分稀釋後再行使用。

【對身體的影響】

尤加利又稱作「熱木」，由此可知熱性強為其特色之一，而且乾燥力也十分強大，所以在寒冷又下雨的日子發生關節痛或神經痛時，最適合使用尤加利精油。同理可證，體質虛寒時常水腫的人、情緒容易低落的人、經常心情鬱悶的人，務必來嘗試看看尤加利精油的效果，能讓人身心完全放鬆下來喔！由於是從葉片萃取而成的精油，因此可用於保健呼吸器官，對於因黏膜發炎或痰等因素，以致於黏液卡在呼吸器官時，尤加利精油都能有效排出。會氣喘的人，通常都會呼吸道水腫再加上黏液過多，但在嗅聞尤加利精油之後，多數人都會反應「呼吸變輕鬆了」。請大家善用尤加利精油，為家裡增添芳香氣息。

【對皮膚的影響】

具有抑制細菌繁殖的作用，因此對於化膿的傷口應該頗有助益。雖然具有優異的殺菌作用、抗病毒作用，但會對皮膚造成刺激，因此請務必稀釋後使用。

【對心理的影響】

尤加利精油能夠使人放開胸懷，讓封閉的心靈敞開大門。十分推薦給揮別令人煎熬的感情後，胸口鬱結難耐的人使用。

放不開過去式的感情、念念不忘的話，細胞會一直保有從前的記憶，令人飽受折騰。每次想到憤憤不平或是悲從中來的事情，一定要向人傾訴，或是寫在筆記裡好好抒發。只要將感覺「後悔莫及」，或是「衝冠怒髮」時的心情坦率表露出來，這樣的情緒就能從心中抽離。

但是當你用理性整理當下的情緒，認為「不該將情緒化的部分表現出來」，如此一來無處宣洩的情感將銘記在心上。日後，當你心中達到飽和時，恐怕會無法控制自己的感情。

尤加利精油也是責任感強的人萬萬少不了的香氣之一。舉例來說，假設你有一個部下在工作上接連出錯，當你發現疏失時，能夠義正辭嚴告訴當事人，「你的疏失會影響到其他人的工作，你要多加留意！」心理上一定會感覺鬆了一口氣。但是，當你存在「部下做錯就是上司的疏失……」這種根深柢固的觀念時，肯定會掩飾部下的過失自行處理。接著在面對部下時，也是裝作表面平靜，只是安慰部下一句「沒關係」的話，挫折感肯定會與日俱增。

長久以往，有些人甚至會在胸口長出一顆顆的紅疹，這些就是凡事都攬在身上的證據。「這一顆顆的疹子是怎麼回事？應該不會是痘痘吧……」每次有人前來諮詢時，一聽到我問：「你是不是積壓了很多心事？想說卻沒辦法說，但又憤怒難耐？」對方總是心有戚戚焉的模樣。

然而，並非凡事想說都能實話實說，所以想要宣洩心中積鬱不平時，大家不妨試試看尤加利精油。深深吸一口尤加利精油，你會感覺整個胸腔被清理得一塵不染，十分神清氣爽。

每次我在聽責任感強的人分享心情時，感覺很多人都是自己為自己套上了枷鎖。舉例來說，一群正在養兒育女的媽媽們聚在一起時，有人問說「這週六要不要一起吃午餐」，馬上就會有人回答「週六老公和孩子都放假」而回拒邀約。其實要是詢問家人的意見，說不定老公孩子還會積極鼓勵自己「開心地去吃個飯」，可是當全家人都在的時候，媽媽們總會莫名出現一種根深柢固的觀念，覺得自己一定也得待在家才行。

另外我也常聽說，「明明工作已經累到全身虛脫了，很想今天不加班早點回家休息」，但是公司同事大家都在加班，因此不敢自己一個人提早下班，而勉強自己繼續加班的例子。

像這樣責任感愈強的人，總會在不知不覺間，將自己推入狹窄的枷鎖之中，吃盡苦頭。**當你覺得喘不過氣、動彈不得時，務必藉由尤加利精油，讓自己從枷鎖中獲得解放。尤加利精油能夠使你拓展視野、再放鬆一些，試著享受自由自在的感覺吧！**

看到Eucalyptus這個名字，大家會不會覺得很特別呢？其實眾說紛紜，傳聞eu是指「水井、優良、美好」的意思，calyptus則意指「遮蔽、蓋子」。正如同「水井覆蓋」這句話的意思一樣，尤加利的花蕾，外型就像緊緊上蓋的球一樣。尤加利的學名globulus，就是「球形」的意思，果然取名自花蕾的形狀。

花朵具有「展現自我特色、歡愉」的特質。尤加利的花朵，呈現出牢實覆蓋的模樣。就好像看到一個固執的人，責任感十足，卻無法自在做自己，找不到人生的樂趣。

尤加利精油，有助於使人敞開心胸、拋開過度的責任感，而且能啟發不同的價

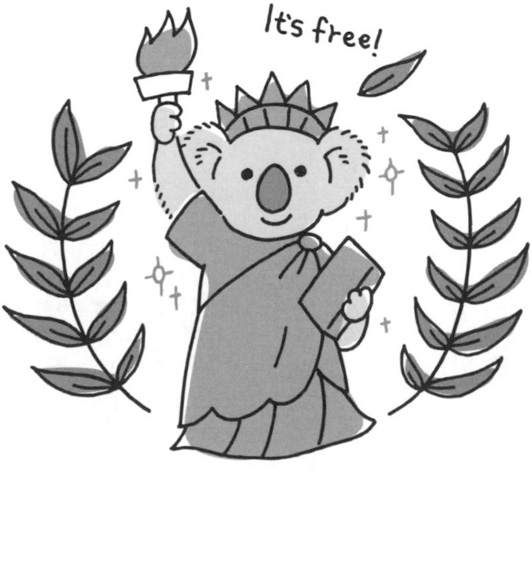

值觀及視野，引導我們用純淨心靈，追求誠實面對自己的自在人生。

現在的時代風氣，重視「提升精神層次，走向真正渴望的人生」，但我相信很多人都會覺得，「正視自己是很可怕的一件事」。如果你是屬於這種人，希望你也能來嘗試看看尤加利精油。

一步步捨棄不符時代的價值觀，習慣接受新觀念的生活，總有一天，你一定能照著你想要的方式過生活。

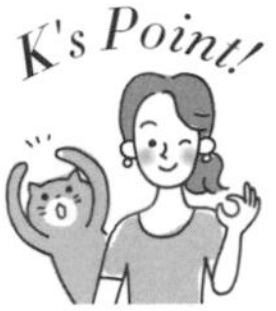

- ○ 尤加利精油會使耿耿於懷的煩惱變得微不足道，讓人擁有凡事不計較的肚量。
- ○ 適合責任感強，會自己用枷鎖自我設限的人使用。
- ○ 有助於老將憤怒及壓力放在心上、內心痛苦的人敞開心胸。
- ○ 能帶來相信自己、誠實面對自己生活下去的勇氣與力量。

C × 聯想內容分享

學員A

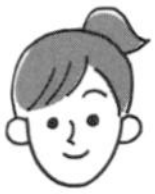

‧感覺會深深地往下沉。充滿濃烈厚實的印象。會使人心情平靜產生睏意，我覺得很類似越南的香氣。

學員B

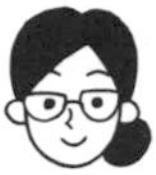

‧感覺很沉重，有如墨汁一般的黑色液體。我自己並不是很喜歡，但這種香氣似乎要傳達些什麼，會讓人想要繼續聞下去。只不過，腰部會有一點重重的，接下來就不再出現其他想法了。

學員C

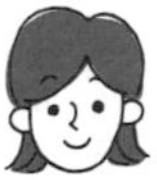

- 給人一種根深柢固的感覺，我個人還滿喜歡這種香氣。類似蘚苔、陰涼處、日本住宅壁櫃裡的香氣。腦海中會浮現咖啡色與水藍色，上方是咖啡色，水藍色則位在下方。

K老師

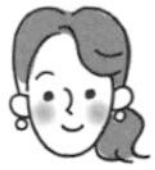

- 讓人一再回憶起過去，回想起從前自己無法面對他人的懦弱情景，但是現在對於如此不堪的過去，已經能夠全盤接受了。發覺到自己似乎長大了。它就像一面鏡子一樣，可以讓你正視現在的自己。

細心呵護筋疲力盡的身心

【精油C：廣藿香】

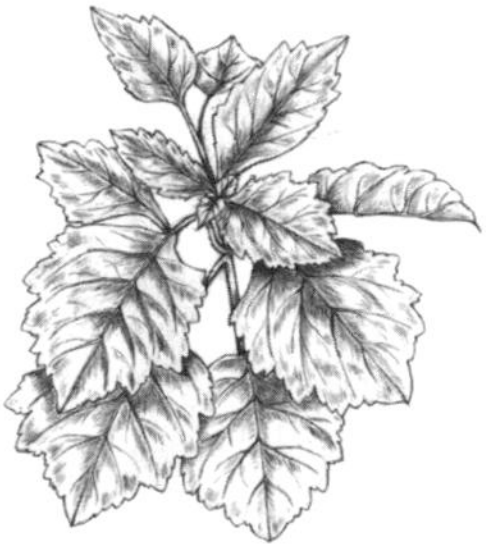

就像聯想內容分享時的形容，廣藿香精油經常用來為墨汁增添香氣。

廣藿香雖屬於唇形科香草，但是割下葉片經乾燥、發酵後，會再透過蒸餾步驟，因此散發出如此沉重的香氣。這種作法與洋酒的製造過程如出一轍，時間經過愈久，香氣會變得愈發飽滿。精油的使用期限，一般在開封後只能保存一年，但是區區一年時間，實在無法讓廣藿香的香氣精髓完全釋放出來。

若以藥理效果作考量，確實經過一年後也許不適合再使用了，但是站在純粹「享受香氣」的這個角度來看，依照我的經驗，開封後經過八年左右的廣藿香精油，充滿層次的飽滿氣味，實在難以用言語形容，那樣的香氣至今仍令我念念不忘。聞過這種香氣後，相信每一個人都會成為廣藿香精油的忠實粉絲，甚至會感動到「難以想像竟有如此美妙的味道」。只是超過這個時間之後，氧化的臭味轉強，我才明白原來香氣也會有顛峰期。

關鍵字為Grounding（根深柢固），腳踏實地，讓人在思考時會完全重視實用性的部分。透過像泥土般扎實沉著的香氣，有助於我們回想起真正豐足的部分。當身心都氣力耗盡時，也能作為一種能量恢復劑，讓人找回活著的感覺。

廣藿香這種香草，無法在貧脊土壤中生長，必須不斷吸收肥沃土地的能量，才能持續茁壯。這種香草集結了大量土地的菁華，因此以五行而言，當然是「土」的屬性比較明顯。

【Information】

個性獨具，而且香氣會長久持續，因此使用時須考量TPO的問題。使用廣藿香作為芳療精油時，在芳療過程中使用的亞麻布或衣服上，將會一直殘留廣藿香的香氣。大家對於這種精油好惡分明，對於不喜歡的人來說，香氣會一直停留在鼻腔中，必須格外留意。

【對身體的影響】

有些人為了排解壓力，會忍不住大吃特吃，這種人就很適合使用廣藿香精油，眾所皆知，廣藿香精油可以抑制過食現象。廣藿香精油充滿踏實的能量，可以讓人用客觀的角度審視自己，使人體認到一點，「即便藉由吃東西獲得一時的滿足感，仍舊無法改變任何事實。」

另外，長時間精神層面壓力過大，或是因為工作超量導致疲勞而倍感壓力時，穩定情緒的血清素這種賀爾蒙就會分泌不足，而**廣藿香精油正好可使血清素分泌出來，可說是忙碌的現代人不可或缺的精油。用於芳療時，香氣會使人聯想到泥土，飽滿且沉穩，讓人得以獲得深度的放鬆，有助於忘卻時間總是不夠用的匆忙生活**。

對於水腫以及橘皮組織等淤滯現象，也能看出改善的效果。將囤積在身心的老廢物質統統排出，使人能坦誠面對「眼前」的事實。當人心中踏實時，也就能夠將注意力集中在身體上。廣藿香精油對於杞人憂天，滿腦子想著「接下來必須怎麼做」的人，會極有助益。

【對皮膚的影響】

廣藿香精油具有使皮膚細胞再生的作用，喜歡這種精油的人，可作為日常的護膚保養品。但是廣藿香精油十分強烈，不太適合用於日間的護膚保養步驟，建議大家在晚上就寢前使用。

【對心理的影響】

以五行而言，「土」的屬性顯著，這一點最受到矚目，竄升至頭部的能量會一舉流向腳部，扎根力相當強大，因此十分推薦給總是過度思慮的人使用。

心中會湧現不安的感覺或是恐慌，代表對自己不夠信任。只要你很在乎旁人的價值觀及評價，便無法消除內心的不安、擔憂及恐懼。在這種時候，如能使用廣藿香精油，將能引導你用自己的雙腳、用自己的價值觀，朝著你的人生方向前進。

內心愈是踏實，精神層次也會愈發提升，自己需要的資訊得以馬上入手，靈感也會輕易湧現，這就是你與生俱來的感性。**當你這一生，感性全被理性埋沒時，你將無法相信自己的直覺，只會隨社會上的資訊及價值觀起舞。我們其實有必要在生活中，進一步提升自己的感性。**因此反過來說，心中的踏實感在在不可或缺。

另外也十分推薦給內心極為細膩的人，多多使用廣藿香精油，因為這種人情感豐富，對於周遭人群的能量相當敏感。只要身旁有人心情浮躁，這個人便無法平靜下來，擔心「自己是不是做了什麼事得罪對方了」。像這種類型的人，出社會後當環境不適合自己，即便什麼事都不做也會過度消耗能量，非常容易疲勞。所以請善用廣藿香精油，好好呵護身心。

廣藿香精油與第一脈輪相連結，因此能帶給人相當大的安心感，使人感覺「自己光是存在這世上，便具有其充分的價值」、「自己的選擇都是正確的」。這種精油，可使人明白何謂真正的富足感。

生活富足，意指經由各式各樣的體驗，品嚐喜怒哀樂所有的情感。每一種情感都是平等的，並非快樂的回憶才值得珍惜，悲傷的記憶一定需要抹去。

廣藿香精油有助於一個人全面接受現實，在這樣的基礎上將感性培育出來。

即便在他人眼中屬於痛苦難耐的經歷，只要本人切實經歷過，肯定能坦然接受，將之視為人生的必經過程。

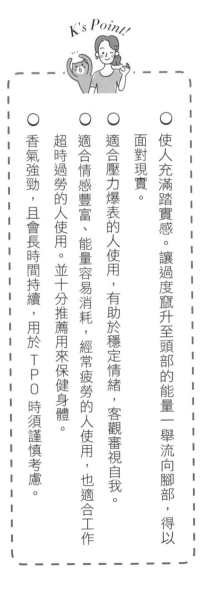

○使人充滿踏實感。讓過度竄升至頭部的能量一舉流向腳部，得以面對現實。

○適合壓力爆表的人使用，有助於穩定情緒，客觀審視自我。

○適合情感豐富、能量容易消耗，經常疲勞的人使用，也適合工作超時過勞的人使用。並十分推薦用來保健身體。

○香氣強勁，且會長時間持續，用於TPO時須謹慎考慮。

Lesson 3

激發獨到個性的花朵精油

〔伊蘭伊蘭、茉莉花、奧圖玫瑰〕

在第3課中，將帶大家深入了解伊蘭伊蘭、茉莉花、奧圖玫瑰這3種精油，首先為大家介紹一下花朵精油的特性。

【花朵】精油相關說明

當有人請我們「畫張花朵圖畫」時，通常花朵會畫在上方，根會畫在下方，花朵一定是畫在「頭部」的位置，也就是說，花朵可以和人類的頭部畫上等號。

而且，花朵也是最能展現這種植物獨特風格的部位。舉例來說，一聽到有人請你「想像一下玫瑰花」、「畫畫看鬱金香」的時候，腦海中第一個浮現的，肯定是花朵的部分。我想應該沒有人，會第一個想到根莖的部位。

我們想到朋友時，一般也都是想到臉，並不會想起這個人的手或膝蓋。總之，**最能展現我們人類特色的部位，也是頭部＝臉，一個人的臉，會充分展現出這個人的性格以及生活方式。**

花朵也是藉由綻放來展現個性，而且每一朵花看起來都很美。這樣的花朵精油，有助於我們將每個人的個性及魅力發揮出來。無法好好表現自己、不了解自己的特色、對自己的風格缺乏自信的人，請一定要來使用看看花朵精油，保證能讓你與生俱來的特色及魅力，充分展現出來。

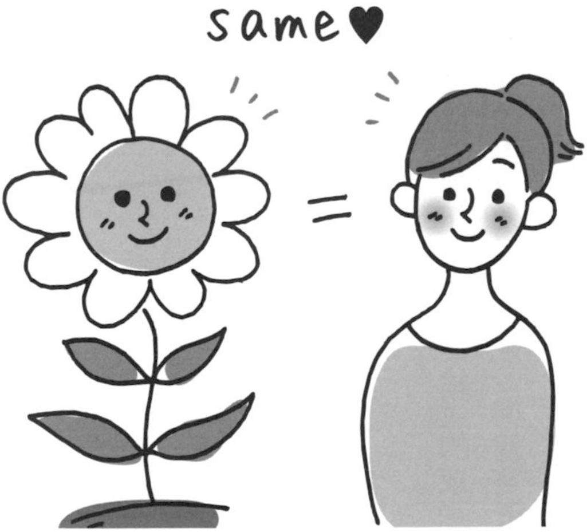

當初我接觸了芳香療法之後，便下定決心將芳療作為一生職志時，令我神魂顛倒的精油，就是雪松精油及沒藥精油。後來我持續鑽研，一心想成為芳療師，這時候身旁總是少不了木質或樹脂類精油。這些精油幫助我堅定決心，成為我的中心支柱。當時我尚未發現到，精油能作用在一個人的意識及精神上，卻在不知不覺間，選擇了與自己完全契合的精油。

芳香療法，就是將植物的能量與自己融合在一起。所以並不只是隨意挑選，**在選擇的過程中，必須確認自己想從這種精油獲得什麼？希望自己有何變化？例如「想要變美、變得個性獨具」的人，請來試用看看花朵精油，肯定能讓你自己從未發掘的魅力發揮出來。**

除此之外，花朵相當於人類的頭部，因此也會在腦部發揮作用。花朵給人的感覺偏向女性，通常不會用來形容男性。若以陰陽性質來分類，花朵屬於女性，也就是帶有陰性能量。在自然界當中，算是寧靜夜晚的能量。可使大腦放鬆下來，有助於使人平靜和緩地接受事物。

在社會上活躍的女性，假使妳終日忙碌不停，工作時總是不讓鬚眉，分秒緊張的人，男性特質，也就是陽性能量可說經常處於高漲狀態。總是心情浮躁、精神緊繃睡不著覺、時時焦慮的人，建議使用花朵精油，才能調整體內的陰陽達到平衡，同時也讓工作與私生活能順利切換開關。

現在請大家想想看，花朵具有哪些功用？

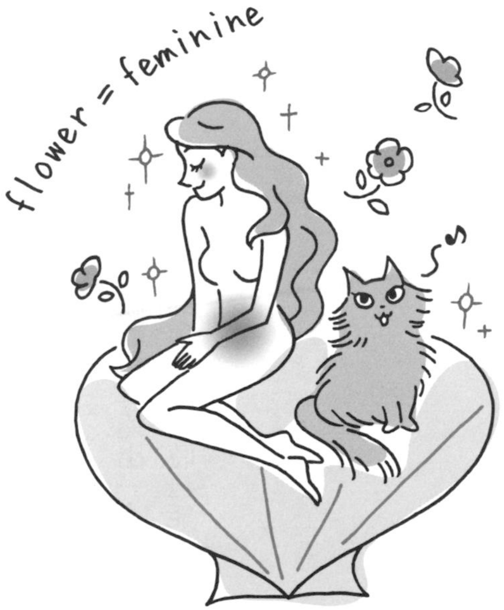

花朵分成雄蕊和雌蕊，授粉後會形成種籽，總而言之，花朵就是植物的生殖器官，所以說，花朵精油能賦予我們生殖器官方面的能量。因此對於月經失調以及更年期這類的困擾，有助於和緩調節身體平衡，回復成正常狀態。反之，懷孕後使用花朵精油恐怕會對子宮造成刺激，因此懷孕期間大多會禁止使用。

對照脈輪時，相當於生殖器官這部分的第二脈輪。第二脈輪會傳達出「人生就是該歡愉」的訊息。而花朵精油不但能充分展現「個人獨具」的色彩，同時也能帶來享受人生的力量。

A × 聯想內容分享

K老師

- 在第3回的課程中，要請大家聯想伊蘭伊蘭、茉莉花、奧圖玫瑰這3種精油，再請大家分享，加深對於這些精油的理解。
- 重點在於自己的感受，請大家主觀地表達出來。
- 首先請大家針對第1種精油A進行聯想。

學員A

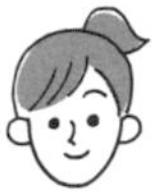

- 給人一種夜晚的印象，出現一名女性身上充斥著紫色與黃色亮光，不斷交織的模樣。
- 香氣不容易穿透體內，感覺只會停頓在鼻頭。
- 我接受到的訊息是——「要記得感恩。」

學員B

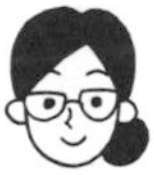

● 我個人並不是太喜歡，腦中浮現出大量的深粉紅色花瓣，讓人聯想到類似克麗奧佩脫拉這樣的古代女性穿梭宮殿的模樣。優雅時光在悠閒空間中流淌而過。

學員C

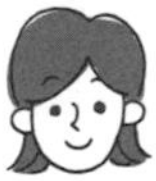

● 感受到深藍色大海，附近開滿了紅色花朵。從一望無際的高岡上，眺望著江之島的感覺。

K老師

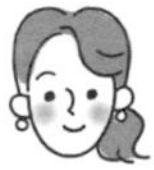

● 淡紫色的薄紗隨風搖曳著，遠處一片朦朧，接著接收到「看不清也無妨」的訊息。最近第三眼過於活躍，讓人覺得筋疲力盡，就在這時候，第三脈輪的胃部周圍有能量聚集，感覺大腦可以放鬆下來休息了。

促使「魅力」及「個性」完全發揮

精油A：【伊蘭伊蘭】

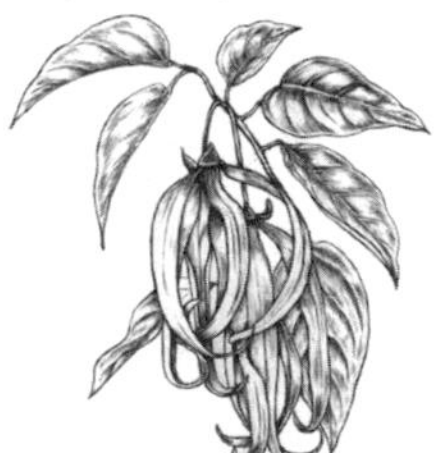

一般人對於這種精油好惡分明，但是原本一直很排斥這種精油的人，也可能會突然愛上這種精油。所以說，對於伊蘭伊蘭精油的好惡，會隨著當事人身處環境及心理狀態起變化。

伊蘭伊蘭的花朵外型十分特殊，單聞香氣的話，會讓人以為外型絢爛又華麗，事實上卻是像香蕉皮一樣往下垂，一副虛脫無力的模樣。正因為如此，微風吹來便會隨風擺動，花朵在搖晃之下，香氣據說能飄散至一〇〇公尺之遠。就好像在啟發我們，「全身放鬆順勢而為，便能徹底展現一個人的魅力及個性。」伊蘭伊蘭精油的主要訴求，就是「肩膀不要用力、好好放鬆」。

伊蘭伊蘭黃色的花朵顏色，也是一大重點。傳聞世上似乎也存在白色及紫色的伊蘭伊蘭，但以黃色的伊蘭伊蘭香氣最為高級。黃色屬於第三脈輪的顏色，代表「自我」。一**直以來全心全意為公司打拚、為了家人付出，總是以他人為優先，把自己的事情屈居第二的人，當你開始以自己為中心審視人生，捫心自問「自己真正的幸福是什麼」的時候，伊蘭伊蘭精油會意外地讓人感到舒適愉悅。**所以過去一直不喜歡伊蘭伊蘭精油的人，當你突然愛上這種精油時，正巧會是你從工作了半輩子的公司離職，或是養兒育女告一段落的時候。

另外，會需要伊蘭伊蘭精油的人，還包括做事一板一眼，總是擔憂凡事得靠一己之力才得以掌控的人。對於這類型的人，**伊蘭伊蘭精油會開導你，「順勢而為即可，沒必要凡事都靠自己解決。」**

我有很多在過去經常使用伊蘭伊蘭精油的顧客，都患有恐慌症。聽說他們遇到沒辦法搭電車，或是不安的感覺突然迎面襲來，情緒無法平靜下來的時候，只要嗅聞一下伊蘭伊蘭精油，整個人就會變得輕鬆無比。

其實這種人，通常是嚴以律己，無論育兒或是工作，都會努力做到最好。不但個性認真，而且自我掌控過了頭，認為「事事都得盡善盡美才行」、「自己必須找不到一絲缺點」、「再累也不能休息」，結果身心到達極限，才會導致無法完全自我掌控。恐慌症，就是「自我掌控過了頭」的警訊，在這種時候，伊蘭伊蘭精油也會啟發我們順勢而為的重要性。

「在他人面前沒必要做到十全十美，讓自己放鬆下來，做自己正常過日子」，能讓人貼近這種心情的，就是伊蘭伊蘭精油。

以五行而言，帶有「火」的屬性，可使人展現出自我風格。

【Information】

香氣強烈，因此高濃度長時間使用之後，有時會感到頭痛或噁心想吐。所以請嚴守低濃度、短時間的使用原則。

【對身體的影響】

花＝擁有陰性能量，具有放鬆、鎮靜的特質，足以讓人理解恐慌症的人會偏好伊蘭伊蘭精油的原因。它可以緩和急速的呼吸及心跳，並具有讓神經放鬆的作用，因此十分推薦給緊張睡不著覺的人使用。

【對皮膚的影響】

可用於日常的肌膚保養，不過極少數人會引發紅疹等過敏症狀。有些人只用一次並不會出現異狀，但是每天持續使用之後，會出現紅疹持續數日的情形。萬一發生紅疹時，請暫停使用。

【對心理的影響】

有助於提升陰性能量，因此能讓情緒穩定地平靜下來。但是**不安、焦急、心浮氣躁等情緒，有時是起因於「自己希望全盤掌握」、「想要操控」當下的狀況，或是「事情發展出乎意料不知所措」所導致。這種時候，伊蘭伊蘭精油能使人放鬆緊張情緒，引導人順勢而為。**凡事都要親自管理才行，否則會忍不住擔憂的人，請務必試著借助伊蘭伊蘭精油的力量。

再說，我們這一生總是「身兼數職」，譬如在公司是上司或某某專案負責人、在家肩負妻子及母親的工作。這種情形以心理學用語稱之為「人格（Persona）」，必須在不同場合扮演好不同的人格。生活在這個世界上，這部分是相當重要的一環。

但是，現在假設有一個責任感很強的人，在工作上被賦予「負責人」的人格，當他不需要工作時，其實可以卸下這個人格，卻因為責任感太強的關係，竟然無法脫離負責人這個人格。即便回到家，甚至在休假日，滿腦子還是想著工作的事。這樣一來，會誤以為背負這個人格的自己似乎才是真正的自己，於是再也找不到真正的自己。「找不到人生中有哪些開心快樂的事」、「不懂得如何做自己」——當你出現這些痛苦的感覺時，請使用伊蘭伊蘭精油看看。

伊蘭伊蘭精油，**主要就是讓人能自我解放**。多數人都是突然愛上伊蘭伊蘭精油，或是突然討厭起伊蘭伊蘭精油，並不會一直都很喜歡這種精油，**突然愛上的時候，就是在提醒自己，「生活方式以及思考模式真的該以自己為中心了。」**

過去的生活重心一直放在孩子身上，當孩子離家獨立後，開始能夠擁有自己的時間；為公司打拚了一輩子，最後搞壞身體終於辭職了——似乎很多人都是遇到這種時候，才會愛上伊蘭伊蘭精油。當你心中出現「想為自己而活」、「希望拋開過於強烈的責任感」這樣的想法時，我都會推薦大家一定要試試伊蘭伊蘭精油。

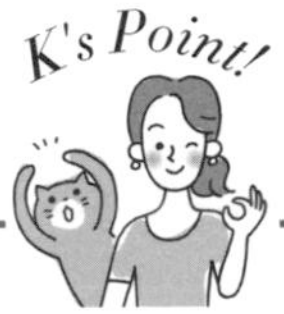

- ○伊蘭伊蘭精油的主要訴求是「放鬆肩膀」，會讓人有無事一身輕的感覺。
- ○一般會突然愛上，或突然討厭這種精油，並不會一直都很喜歡。
- ○愛上這種精油時，就是凡事以自我為中心作考量的時候。可引導人好好去思考自己的個性及生活方式。

B × 聯想內容分享

學員A

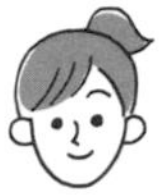

- 感覺粉紅色花朵周圍有群蜂飛舞的春天氣息。我個人非常喜歡這種香氣。全身上下都變成粉紅色一樣，雙腳好溫暖，心情也輕快起來。

學員B

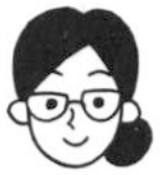

- 聯想到悠閒自在的空間。但我並不是很喜歡這種香氣，那種世界感覺和自己相隔甚遠，不過經過一段時間之後，自己應該可以接受。說不定是自己憧憬已久的空間。最後還莫名浮現出砂金的印象。

學員C

- 我遠遠瞧見了北海道老家附近的那座山，前方還排放著裝滿碩大黑葡萄的灰色木箱。一口咬下滿嘴香甜果汁，感覺自己在如此甜美水分包圍之下，充滿了喜樂。我個人非常喜歡這種香氣。

K老師

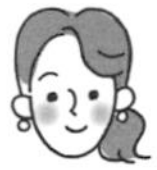

- 氣勢宏大的河流中，流淌著粉紅色的河水，在太陽照射下，散發出橘色帶金的光芒。感覺自己好像登上獨木舟滑行在河道上，順流而下。覺得有股溫暖且強勁的能量，這種香氣有助於提振精神，使人想要充分將自己表現出來。

統合男女特質，徹底突顯「個性」的精油

精油B：【茉莉花】

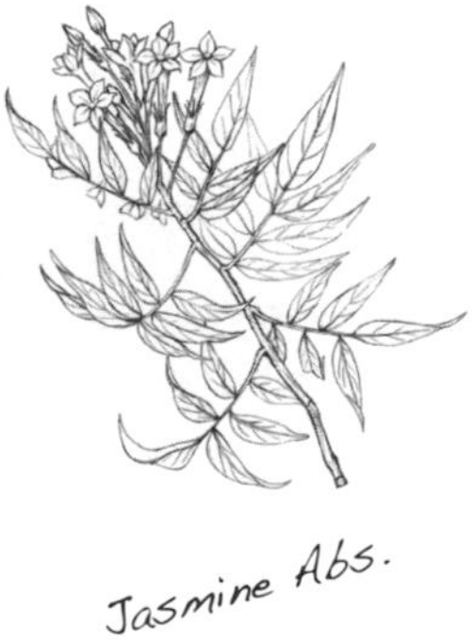

茉莉花精油是由花朵萃取而來，具有提升陰性能量、女性魅力的特質。不過茉莉花精油最大的特徵，正如「香氣之王」此一封號所言，還兼具強化男性魅力的陽性能量，因此能帶給人勇往向前的行動力。茉莉花精油的特質，就是如此獨一無二，**不但能增加女性魅力，還能加強男性魅力，也就是說，茉莉花精油會將內在持有的這二種魅力加以統合，徹底突顯出一個人的個性。**

近年來，愛上茉莉花精油的女性，數量真的多了很多。不久前，偏好玫瑰香氣的女性仍佔多數，如今卻是茉莉花精油的人氣高漲不下。在男性的部分，從前喜歡茉莉花精油的人比較多，最近則是愛上玫瑰精油的人增加不少。男性女性的框架逐漸模糊，真的讓人切身感覺到，統合兩性魅力「風格獨到」的時代已然來到。

另外，**對於工作內容以助人為主的人、總是分享自己能量給其他人的人來說，茉莉花精油還可作為能量恢復劑**。

指導我芳香療法的老師，她就非常熱愛茉莉花精油，每次在課堂中，一定會聊到茉莉花精油的美好優點。

當時我的老師，不僅是名芳香療法的講師，還身兼護理師一職，和人在瑞士的男朋友談遠距離戀愛。大家或許難以想像，不過她的每一天卻過得充實又精采。

儘管如此，她依舊不放棄任何一件事，甚至有一天她夜班下班已經十分疲憊了，居然還在自己家裡為我們上課，補充課堂中沒教完的芳療課程。站在玄關打開大門的老師，笑容可掬地迎接我們，她是打從真心歡迎我們的到來，擴香儀營造出滿室芳香（當時調合了佛手柑精油與花梨木精油），為我們細心地上了一堂課。就是因為我從這樣真心的老師身上學習到芳香療法，才會對精油無法自拔，甚至也想要投身精油的教學工作。

日後，當我自己展開講師工作，分身乏術之際，曾有一段時期，因為每天忙碌不停的生活，感到身心俱疲。就在此時，我忽然想起老師最愛的茉莉花精油，於是慌不擇路地試著將茉莉花精油滴在泡澡水裡泡澡。

此時我終於明白，為什麼老師會如此推崇茉莉花精油了。**當我一步步將雙腳、腹部、腰部、胸部……，浸泡在熱水裡，不斷地感受到自己的能量被充飽電了。這個意外插曲，讓我著實感受到茉莉花精油恢復能量的威力。**

同時也讓我察覺到一件事，當時老師看起來精力充沛，事實上卻是相當疲憊，必須借助茉莉花精油的力量，才得以教授我們芳香療法的課程。日後，才讓我又能重振精神，繼續挑戰講師的工作。

茉莉花非常細膩，受不住水蒸氣的熱度，因此無法藉由水蒸氣蒸餾法萃取出精油。從前我會將茉莉花種在陽台上，完全可以理解茉莉花多麼弱不禁風。

小巧的白色花朵，居然能散發出濃厚的香氣，每當微風吹撫或是輕輕觸碰，花朵就會紛紛散落，實在纖細無比。

擁有如此纖細特質的花朵精油，居然能增加男性魅力，實在叫人不可思議，畢竟「男性魅力屬於剛強的特質」，不過女性的身體能夠孕育出新生命，這也意味著具備力量及堅強意志。另一方面，男性的內在其實也隱藏著非常細膩的部分。也許正因為如此，男女才會互相吸引。

再者，茉莉花精油具有勇氣、行動力這方面的主動特質，所以就五行而言，帶有「火」的屬性。

【Information】

濃度精純，請確實稀釋後再行使用。擔心發生問題的人，使用前務必進行肌膚測試。高濃度直接使用的話，有時會導致注意力下降、使人愛睏想睡。

【對身體的影響】

萃取自花朵的精油，一般都具有陰性能量，以及冷卻的作用，唯獨茉莉花精油具備較強的陽性能量，因此溫熱身體的效果為其一大特徵。身體暖和後就會鬆懈下來，因此在芳療過程中使用的話，對於緊張所造成的虛寒及痠痛、呼吸淺的狀態等方面，都有顯著的效果。

【對皮膚的影響】

具潤膚作用，可維持滋潤度，使肌膚變柔軟。適合用來保養乾燥肌及敏感肌。另外也十分推薦用來保養因壓力所導致的肌膚粗糙。

【對心理的影響】

茉莉花精油與第二脈輪有關係，時刻提醒大家「生活充滿著愉悅」。能帶來享受人生的能量，讓人明白「開心雀躍不需要理由，應該充分沉浸在當下的喜悅之中」，堪稱威力強大的精油。

就算你曾經受過嚴重傷害，對人生感到悲觀，只要使用茉莉花精油，就能使你再次能量十足。尤其是因為男女感情而遍體鱗傷的人，有時這些內心傷痕會轉化為婦科方面的問題。談過心碎的戀愛，因而自信心全失，當你又有了喜歡的人，卻在過去戀愛的心靈創傷影響下，無法勇往向前的人，茉莉花精油將可助你一臂之力。

而且，茉莉花精油會使人體認到「強化個人風格最為重要」，屬於能鞭策自我表現的精油，因此藝術家或創作者通常都非常喜歡茉莉花精油。可以激發靈感及創造力，對於自我表現力非常有幫助。同時也能讓工作上需要時常幫助別人，例如護理師及治療師等人充飽電力。

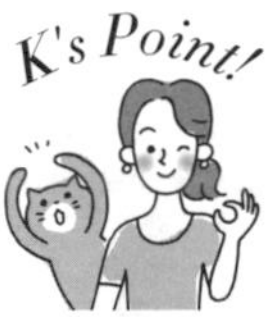

- 茉莉花堪稱「香氣之王」，這種花朵精油十分珍貴，具有陽性能量。
- 茉莉花精油能促使男女特質相互統合，超越兩性，強化每個人獨一無二的個性。
- 適合用於溫暖身心、回復能量。

C ×聯想內容分享

學員A

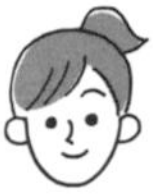

・感覺仙女下凡，引領我走入了森林。喉嚨出現一股暖流，使人回想起遙遠的記憶。似乎在告訴我，「要具備愛、溫柔與勇氣。」

學員B

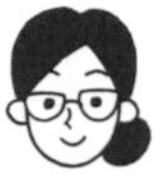

・具有些許細膩的部分，能讓我成為優雅的女性。長時間嗅聞之後，內心會溫暖起來。感覺像是在閃閃發光的窗邊，白色蕾絲窗簾隨風飄動的輕快感。

學員C

- 有種身處於粉紅色巨大空間的壓迫感。不過這個空間卻是學校的教室，我穿著綠色的褲裝制服，還有一位高個子的男老師，但是我完全不會緊張，充滿平和、放鬆的感覺。

K老師

- 接觸精油這一路走來，我第一次感受到如此宏大的溫馨感。這種香氣讓我眼前的每一個片段，都變得很快樂。似乎是在告訴大家，「只要地球上的每一個人都能得到幸福，全世界就會變得很幸福。」

使人完整接受自己、熱愛自己的精油之后

精油C：【奧圖玫瑰】

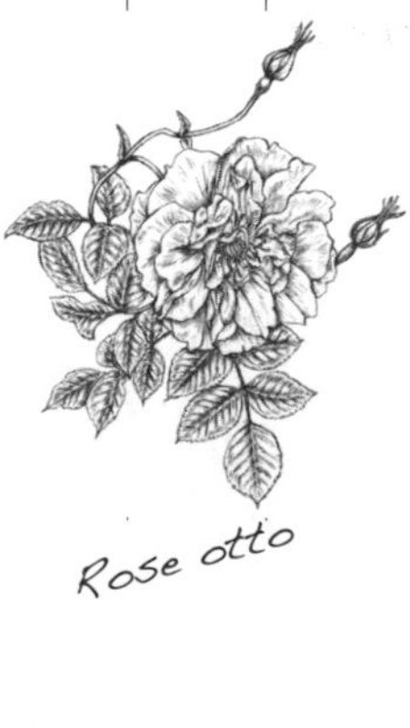

玫瑰素有「香氣之后」的美名，公認能增強女性魅力，總之就是能加強陰性能量＝主要訴求在於「接納」。觀察花朵外觀，會發現一片片的花瓣蓬鬆厚實，層層疊疊包覆在一起的模樣，充滿了「擁抱」的能量。凡事不回絕、不評判、完全接納，給人心寬似海的感覺。

玫瑰精油是由大馬士革玫瑰此一品種的粉紅色花瓣中萃取而出，粉紅色也是第四脈輪的顏色，一般稱作Hidden pink（隱藏的粉紅色），潛藏在綠色當中。

第四脈輪主要談論「愛與寬恕」，正是玫瑰的主要訴求。所謂的愛，首先必須完整接納並熱愛自我，能夠做到這等程度，才能進而去愛護他人。另外在寬恕的部分，

假設有一個人你實在不喜歡，但是自己卻告訴自己「不能存在這種想法」，內心糾葛下，無法原諒自己的心胸狹窄，而自我責備。在這種時候，應當寬恕自己「實在無法喜歡那個人」這件事。**真正的寬恕，其實是不評斷原始的情緒，並接受這種情緒。**

當你遇到某些事難以接受時，善用玫瑰精油，相信就能體會何謂寬恕的真正本質。當你一直有玫瑰精油常伴左右，肯定能進一步深入理解人生的意義。

這種玫瑰精油的主要訴求，就是Integrity（完整性）。倘若藉由高精度的氣相色譜法（將易於揮發的化合物透過機器加以分析的手法）分析玫瑰精油的成分，會發現玫瑰的芳香成分超過一千種以上。儘管如此，玫瑰精油還是能完美融合一體，因此可以感受到高度調和的能量。

所謂的圓滿，亦即接受當下瞬間為最佳狀態。認為總是美中不足的人、事情進展不順利就會心浮氣躁的人，玫瑰精油會為這些人帶來啟發，「其實這就是現在最完美的狀態。」凡事奠定於完全調合的基礎之上，使人衍生出萬事俱備的恢宏大度。

以五行而言，屬於「火」的屬性，另外還兼具象徵豐足的「土」的屬性。

【Information】

奧圖在土耳其語有「水」的意思，意指將大馬士革玫瑰以水蒸氣蒸餾成精油，與玫瑰原精相較之下，香氣細緻為其一大特色。由於一噸花瓣僅能萃取出一公斤的精油，所以價格十分昂貴，據說一滴精油就相當於大約一百朵玫瑰花。高貴價格更甚於黃金或白金，因此得謹慎使用。

【對身體的影響】

屬於「滋陰」的精油，能夠補充身體的陰性特質。適用於和男性並駕齊驅的職業婦女，這些人通常每一天都過得相當緊繃，能量消耗很大，難免出現月經失調的困擾，不時會神經疲勞，偶而想將一切拋諸腦後、好好休息的人，請務必善用奧圖玫瑰精油進行芳療。**玫瑰獨特的安定力量，有助於重整身心，從慌忙亂流之中回歸中庸狀態。**

【對皮膚的影響】

無須多言，眾所皆知玫瑰精油具有極佳的美容效果，適合用來保養各種膚質。礙於價格昂貴遲遲無法下手購買的人，也可以參考蒸餾玫瑰精油時所生成的玫瑰（純露）花水。

【對心理的影響】

疼痛通常由「生理性疼痛」、「社會性疼痛」、「心因性疼痛」、「精神性疼痛」，這4種層面的疼痛複雜構成，演變成實際的疼痛。

身為一名治療師，遇到顧客表示會疼痛時，必須釐清這種疼痛來自於哪些層面。

類似因為親友去世的打擊、喪失求生意志等，像這種精神性的疼痛，即可藉由玫瑰精油擁抱的能量團團包覆。

縱使你曾經「喪失自信」，也能幫助你接納自己，領略「這種情形稀鬆平常」。

玫瑰精油的主要訴求是「愛與寬恕」，可以引導我們熱愛自己，並且完整地接納自己。當你能夠無條件接受現在的自己、喜歡自己，你就能認同過去痛苦的經歷，全是為了讓你體察眼前的幸福。而且，也會讓你發現，沒必要對於尚未到來的未來充滿不安。

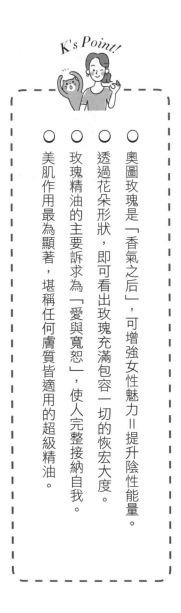

- ○奧圖玫瑰是「香氣之后」，可增強女性魅力＝提升陰性能量。
- ○透過花朵形狀，即可看出玫瑰充滿包容一切的恢宏大度。
- ○玫瑰精油的主要訴求為「愛與寬恕」，使人完整接納自我。
- ○美肌作用最為顯著，堪稱任何膚質皆適用的超級精油。

知曉五行

參透陰陽五行說，聞香了解個人狀態

相信大家都曾經見過下面這張圖吧？

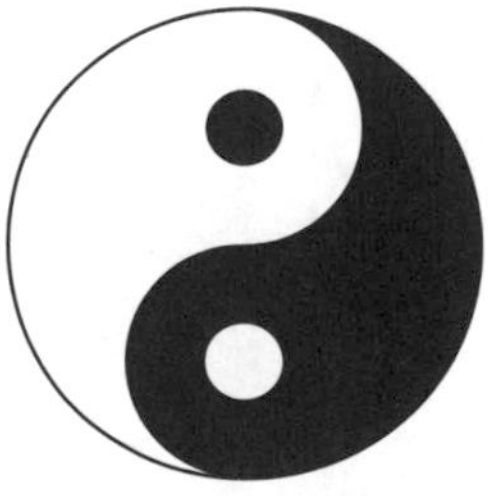

這張圖稱之為「太極圖」，將陰陽說一目了然展現出來。

依據主要的陰陽法則，認為自然界萬事萬物，諸如日月、男女等關係，皆為陰陽對立。

雖是陰陽對立，卻缺一不可。陽中有陰、陰中有陽，二者並無法單獨存在（陰陽互根）。

再者，陰減則陽加、陽減則陰加，陰陽平衡不斷變動著（陰陽消長）。而且一旦陰陽消長達到極限，將形成陰極轉陽、陽極轉陰的情形，二者會相互轉化（陰陽轉化）。

這般陰陽的概念，重點不在於陰陽之分類，主要在說「自然界的一切並非相反性質兩兩對立所形成，必須相互使平衡狀態產生變化，彼此轉化及流動」。

精油也屬於自然界的產物，因此具備這種陰陽特質。通常在芳香療法中，精油的陰陽特質如下所述。

【陽性特質】溫熱、活化、積極、精神抖擻

（例：甜橙、茉莉花、杜松、黑胡椒）

【陰性特質】冷卻、鎮靜、放鬆、平定

（例：伊蘭伊蘭、檀香、奧圖玫瑰、岩蘭草、羅馬洋甘菊）

可從每個人喜歡的精油，推測出個人的期望。想擁有勇往向前的行動力、希望更積極、渴望元氣十足的人，會傾向偏好陽性能量強烈的精油；反之，盼望喘口氣、期盼內省、想擁有一顆包容萬物的心，這類型的人通常偏好陰性精油。

假使你是名治療師，打算將這種陰陽概念融入芳香療法時，有一點必須多加留意，比方說工作繁忙疲勞困頓的人，當他表示「想要放鬆一下」時，千萬不能無條件地一味推薦使用陰性能量強的精油。

有時我請想要放鬆的人，同時試用滋陰的精油與養陽的精油後，他們反而會覺得養陽的精油比較好聞。這些人雖然滿腦子渴望放鬆，其實回到家後還得操持家事、照顧孩子，根本片刻不得閒。遇到這種例子，請直接選擇當事人喜歡的精油進行芳療。

另外像是薰衣草精油或廣藿香精油，並非單純陰性特質明顯，或是陽性特質強烈而已，其實也有助於平衡陰陽。

「Awakening Aromatherapy」的概念，其實也和誕生於古代中國的「五行說」這套自然哲學相同。所謂五行，是視自然界萬事萬物皆具有「金、木、水、火、土」這五種屬性，「行」則意指變化或作用。譬如一天時光的流逝、四季的更迭、植物生命的運行等等，不會改變的固定循環，皆視為這種五行能量相互影響所衍生。

植物不會抵抗自然的演變，總是順勢而生。但是人類只要事情不如預期，就會心浮氣躁，或是明知道必須繼續往前進，卻因為內心不安而躊躇不前……。

這種時候，只要了解自己喜歡哪種精油，或是受到吸引的精油具備五行中的何種屬性，即可客觀釐清自己目前處於何種狀態，或是必須面對哪些課題。

我會建議大家積極使用感覺好聞的精油，為相關的五行能量充飽電。如此一來，你將能徹底體認當下面臨哪些狀況，當能量不足以致於裹足不前時，精油將能助你一臂之力。等到五行能量充飽電後，事情自然就會順利進展，思路也會變得順暢，使你進展到下一階段。

五行能量詳細解說

【水】（杜松、天竺葵）

植物：「種籽」的狀態，形容儲藏生命能量的模樣。種籽內部看似空無一物，其實集結大量未來成長茁壯的力量、長成葉片及花朵的資源。

人類：關係到「想要擁有某種人生體驗」的意志及動機、人生課題的能量。適用於心中有目標，卻因為缺乏能量或是自信心不足，無法下決心的時候。還有，當個人才能或可能性展露曙光時，屬水的精油也能成為一臂之力。

【木】（甜橙、佛手柑）

植物：「成長」的狀態，形容新芽萌出不斷向上生長的變化。即便障礙重重，依舊充滿生命力、曲折前進的能量。

人類：在經歷變化與學習的期間不斷成長，屬於自我認同過程的能量。有助於激發行動力，去實現「日夜期盼」的夢想及目標。另外，遇到行動或成長受阻，導致情緒焦躁以及備受挫折時，也十分適用。屬木的精油，能幫助情緒平衡。

【火】（伊蘭伊蘭、茉莉花、橙花、奧圖玫瑰）

植物：「開花」的狀態，花開後，自然界豐盛歡樂、是能量最為十足的時期。美麗花朵最能展現植物的獨具風格，總是吸引著人類的目光，鳥類昆蟲也會因其鮮豔色彩及香氣蜂擁而至。

人類：關係到自我實現的喜悅。這種能量可用來表現經學習及經歷後，有所成長的自己。另外也和個性的展現有關係，有助於認同個人特色。這類精油屬火，能夠激發一個人的特質。

【土】（葡萄柚、生薑、廣藿香）

植物：「結實」的狀態，形容花開後吸收營養並結實成果，生命力的熟成，果實滋養豐富的飽滿狀態。果實可以提供動物營養，也能保護內部的種籽，其次還能萌芽茁壯。

人類：達成目標後，有令人滿足、心情平靜的能量。也與報酬及禮物這些實際的富足感有關係。使人感覺更加踏實，所以出現心事重重、能量過度竄升至頭部這種傾向的人，可藉由屬土的精油安定情緒。

【金】（澳洲茶樹、苦橙葉、乳香、尤加利）

植物：「變化」的狀態，形容一個循環結束後，葉片掉落或是果實成熟，從樹上落下的樣子。功成身退的葉子，歸土後可使土壤更加肥沃。果實落地，當中的種籽將重新步入生命的循環。

人類：關係到來自某個體驗的收穫、回味所學內容、切換意識進入下一階段的轉換期。有助於捨棄舊有的價值觀與觀念，採納全新概念。包含對過去依依不捨時，屬金的精油可促使人發生轉變。

※五行說，意指相互協助，進行循環的「相生」，以及相互對立，彼此削弱勢力的「相剋」，由雙方面的相互關係所組成，但在 Awakening Aromatherapy 的過程中，會請大家使用精油，幫助意識及行動的循環加速順暢進展，因此會重視「相生」的部分。

五行的循環

～植物界版本～

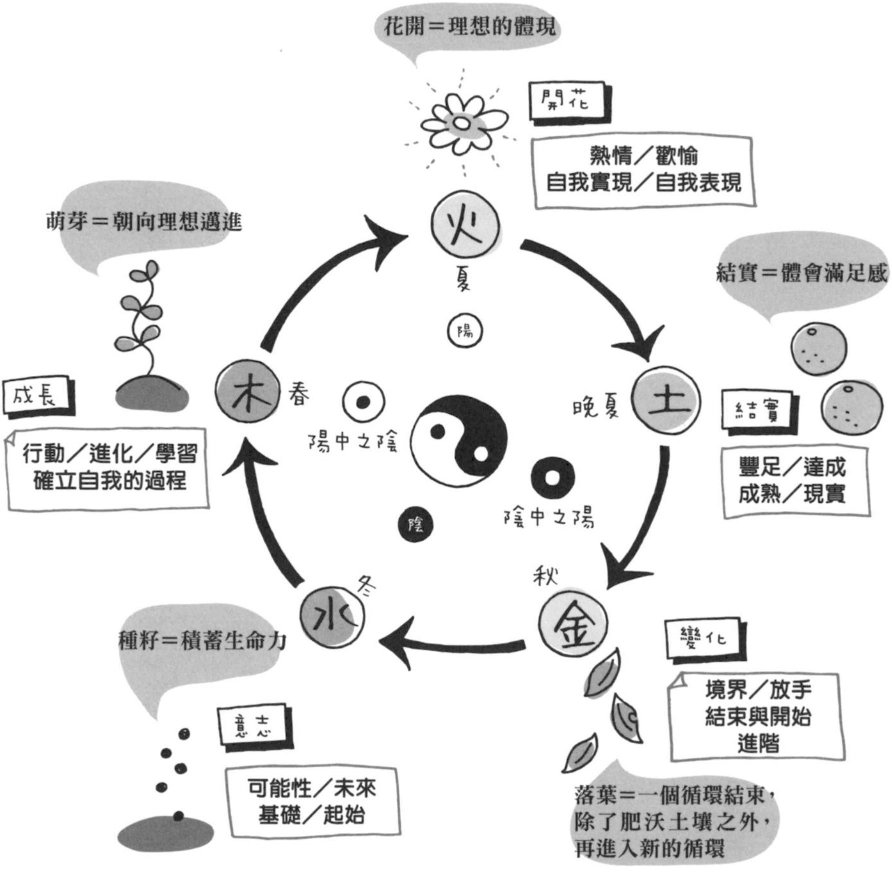
花開＝理想的體現
開花
熱情／歡愉
自我實現／自我表現
火
夏
陽
萌芽＝朝向理想邁進
成長
行動／進化／學習
確立自我的過程
木
春
陽中之陰
結實＝體會滿足感
晚夏
土
結實
豐足／達成
成熟／現實
陰中之陽
陰
秋
金
變化
境界／放手
結束與開始
進階
落葉＝一個循環結束，
除了肥沃土壤之外，
再進入新的循環
冬
水
種籽＝積蓄生命力
意志
可能性／未來
基礎／起始

～人類版本（例）～

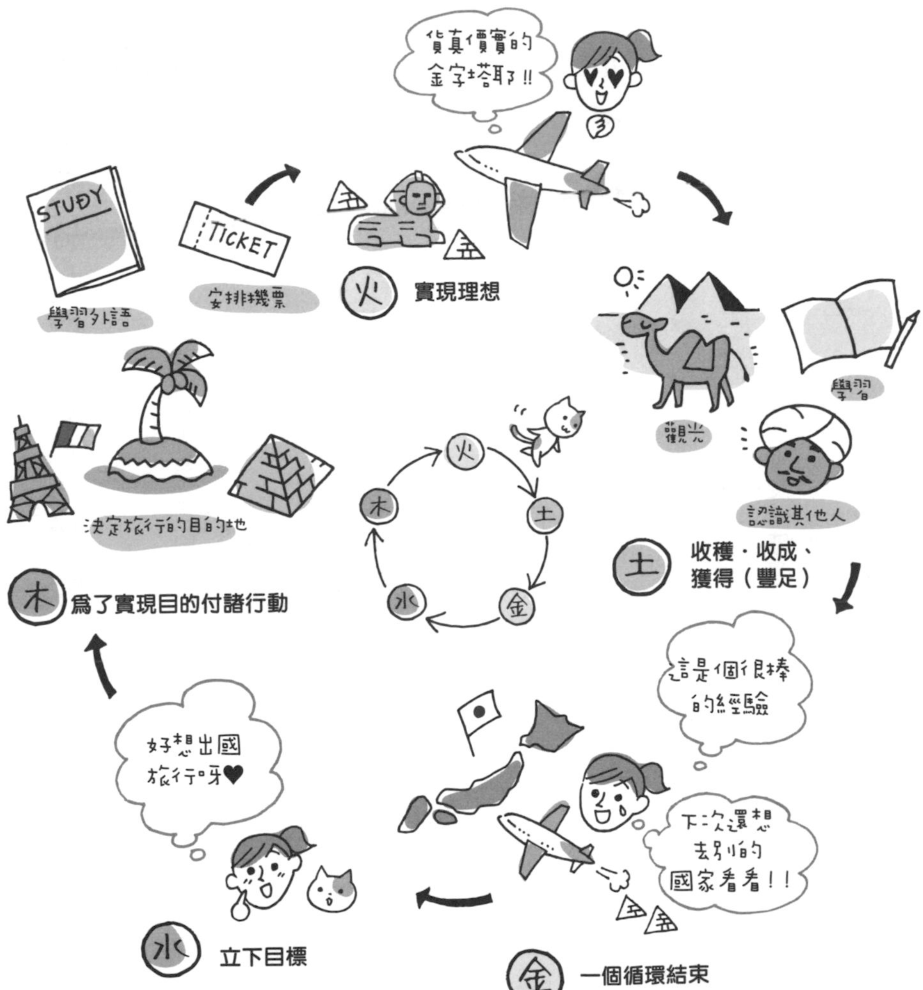
貨真價實的
金字塔耶!!
STUDY
TICKET
學習外語
安排機票
火 實現理想
學習
觀光
認識其他人
土 收穫・收成、
獲得（豐足）
決定旅行的目的地
木 為了實現目的付諸行動
火
木
土
水
金
這是個很棒
的經驗
好想出國
旅行呀♥
下次還想
去別的
國家看看!!
水 立下目標
金 一個循環結束

Lesson 4

堪稱身心靈平衡器的葉片、花朵精油

〔天竺葵、甜馬鬱蘭、薰衣草〕

在第4堂課當中，將帶領大家深入了解由葉片、花朵萃取而出的精油，共有天竺葵、甜馬鬱蘭、薰衣草這三種精油。這些都是所謂的香草類植物，可從葉片、花朵、莖部等不同部位萃取出精油，具有許多的特徵。由葉片、花朵萃取的精油，各項特徵已於其他課程為大家作過說明，因此本章節將簡單彙整作介紹。

【葉片、花朵】精油相關說明

當有人請我們「畫張花朵圖畫」時，通常花朵會畫在上方，根會畫在下方，花朵一定是畫在「頭部」的位置，也就是說，花朵可以和人類的頭部畫上等號。

葉片精油的特徵，在於會作用在呼吸器官及循環器官上，而且可使人敞開胸懷。

另外，還具有抵抗外敵（細菌及病毒）的戰鬥力，有助於增強免疫力＝強化全身上下。

在五行中屬「木」，與成長有關。當可能性萌芽後，將充滿行動的能量，使新芽逐漸茁壯。朝向確立「個人風格」的方向前進，享受學習及變化。

花朵精油在五行中屬「火」，與確立自我、展現個性有關。表現出「確立自我」的個性後，會使人充滿歡愉的能量。除此之外，特徵還包括會作用在生殖器官、使人進一步放鬆、增強女性魅力等等。

葉片、花朵精油具備這二項特質，因此為了達成確立自我的目標，蓬勃成長的變化與歡愉的能量非常強大，所以多數精油都能使人精神抖擻、興奮雀躍。

另外，薰衣草、迷迭香、香蜂草的學名都會加上officinalis，意指「藥用的」，自古公認為藥效顯著的香草，地位神聖，這些精油不但能調整身、心、靈、情緒等全身上下的平衡，更充滿力量，能引導一個人找回原本的健康狀態，有助於讓個人特色發光發熱。

如此隨手可得的香草，卻擁有驚人能量，能讓我們的身心，甚至於精神層面都能保持健康。

葉片及花朵精油的特徵多不勝數，大家應該好好了解各種精油的特性，視需求妥善運用。

A ×聯想內容分享

學員A

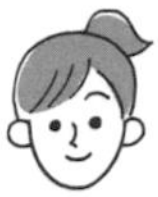

- 最先浮現出粉紅色、黃色與橘色，感覺會無止境地擴散。肩胛骨左側突然變得很輕鬆，覺得有道光環從天而降。

學員B

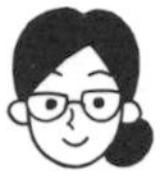

- 彷彿有綠色和粉紅色從鼻腔進入體內，在胸部一帶不斷循環，感覺十分平和安詳。這種香氣有助於讓注意力轉向個人的內在，我非常喜歡。

學員C

● 感覺有綠色黏液滴落下來，周圍飄浮著渺小粉紅色的鬆軟物質。突然接收到「順其自然做自己就好」的訊息。

K老師

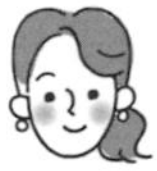

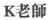

● 深層潛藏重要訊息，但是現下的我卻距離遙遠無法接收。出現一條類似薄玻璃蓋的線條，十分不可思議，似乎想截斷什麼。

女性煩惱攻無不克的女神之油

精油A…【天竺葵】

和玫瑰精油同樣內含香葉醇等成分，更有「玫瑰天竺葵」此一品種，香氣和玫瑰十分雷同，不過香氣並非來自花朵，而是源自翠綠的葉片。

天竺葵精油最大的特徵，在於可促進賀爾蒙分泌，這點從嗅聞精油後精神百倍即可明瞭。而且，除了能促進女性賀爾蒙分泌，也能影響男性賀爾蒙大量分泌，因此對於步入中年的男性，其實也是相當受歡迎的香氣。隨著年齡增長，男性的男性賀爾蒙分泌量同樣會減少，因此有些人會出現情緒低落等現象。類似這種時候，天竺葵便可發揮顯著的平衡作用。無論男女，只要到了會在意賀爾蒙平衡的年紀，都能積極使用天竺葵精油。

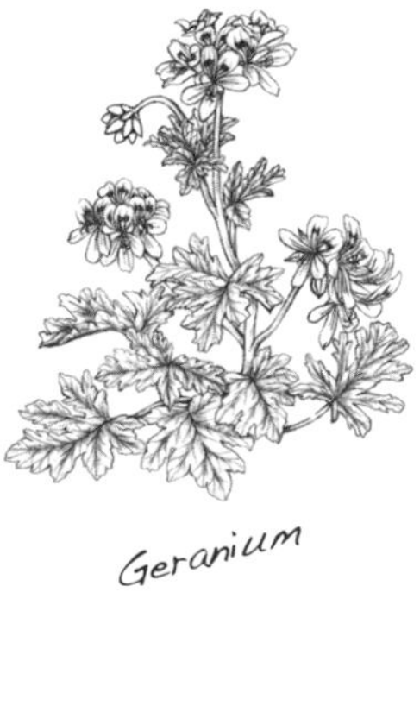

此外，由於天竺葵精油會對賀爾蒙平衡產生影響，就算平時不怎麼偏好天竺葵精油的人，在月經前一個禮拜的時間，通常也會感覺這種精油十分宜人。尤其對於飽受PMS困擾的人來說，會十分有幫助。月經前會心情浮躁，或是突然感到悲傷、情緒不穩定，覺得很痛苦的人，請務必試試天竺葵精油。

再者，**明明很有精神，卻還是無法克服體力變差，對於這種身心失衡的狀態，天竺葵精油也能啟發我們，「接受現下實際狀態好好享受生活。」**

天竺葵精油，建議大家不分男女都要好好運用，如同玫瑰般的香氣，它具有十足女性化的特質。事實上，對於女性常見的煩惱，諸如水腫、月經失調、美肌等等，天竺葵精油都十分見效，能讓人變得更美麗，所以俗稱 Venus oil（女神之油）。

【Information】

在國外有時會使用原液，加速瘀血復原，算是對肌膚較為溫和的精油之一。但會促進賀爾蒙分泌，因此懷孕期間應避免大量使用。

【對身體的影響】

可促進賀爾蒙分泌，因此能讓少女心洋溢。加速體液循環的效果優異，在芳療過程中使用後，可緊實身材曲線，改善水腫及循環不良。對於ＰＭＳ以及更年期的情緒不安也十分有幫助。

【對皮膚的影響】

有助於調整女性肌膚，變得更美麗。在按摩臉部時使用的話，可滋潤肌膚，促進代謝，讓肌膚變得更健康更有活力。由於能加速血液循環，因此對於改善黯沉以及黑眼圈也相當見效。

【對心理的影響】

十分推薦給心靈受傷的人在芳療時使用。天竺葵的葉片有一大特徵——呈現不平整狀。如同葉片外型給人的感覺，天竺葵精油在因為孤單寂寞，以致於容易神經質的人心中，會造成極大的回響。這類型的人，通常希望「時刻得到他人的關心」。只要聽到顧客跟我說他「最愛天竺葵的味道」！我在提供芳療服務時，就會加倍留意顧客的反應。

還有，需要天竺葵精油的人是渴望愛的人。他們的內心有所缺憾，強烈盼望藉由他人的關心填滿空虛，在判斷一個人的時候，通常會以「這個人對我好不好」作基準。只對關心他的人友好相待，對於不會為他著想的人，連看都不願多看一眼。一輩子努力渴求愛的人，害怕遭人背叛或傷害，但是說不定自己根本無法為他人做任何付出。像這種時候，天竺葵精油就會讓我們明白，「想要得到愛之前，切記也要自己先付出愛。」

內心曾經受過嚴重傷害的人，很難忘記這樣的傷痛。就算想要打開心房相信對方，還是會在恐懼籠罩下，出現「這個人值不值得信任？」「會不會再次受到傷害？」的疑慮，不停探測對方。

天竺葵精油會在這樣敏感的內心產生影響力，可知它是十分優雅的精油。充滿溫暖及關懷的能量，有助於貼近不想受傷的恐慌能量。害怕和心胸坦蕩的人有所牽扯，但是又想克服這般恐懼，體驗看看信任對方、真正的愛是怎樣的感覺。如果你心中存在這些想法，請務必尋求天竺葵精油所帶來的力量。

雖然本書並未介紹到快樂鼠尾草精油，不過總是在付出愛，卻不善於接收愛的人，最需要的就是快樂鼠尾草精油。

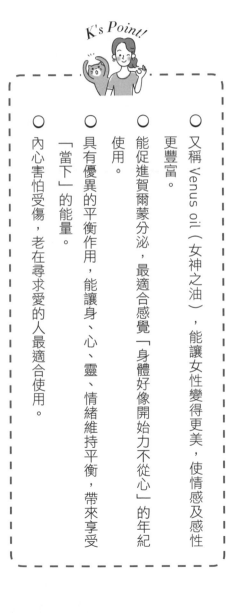

- ○又稱 Venus oil（女神之油），能讓女性變得更美，使情感及感性更豐富。
- ○能促進賀爾蒙分泌，最適合感覺「身體好像開始力不從心」的年紀使用。
- ○具有優異的平衡作用，能讓身、心、靈、情緒維持平衡，帶來享受「當下」的能量。
- ○內心害怕受傷，老在尋求愛的人最適合使用。

B × 聯想內容分享

學員A

- 從樹幹一路仰望至綠葉，感受到大自然的偉大。背脊一陣發涼，眼前浮現出藍色，接收到「熱愛大自然，一起共生」的訊息。

學員B

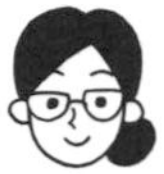

- 這種香氣使人通體舒暢、爽快宜人。長時間嗅聞後，肺部會逐漸膨脹，呼吸變得很輕鬆。香氣還會從指尖穿透出去。

學員C

- 感覺像是趴臥在冰冰涼涼的泥土上。四處好像散落著石頭，還有黑黑的東西，感覺很冷，同時似乎有靜止不動的感覺。

K老師

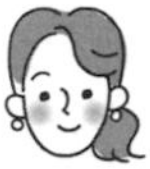

- 待在巍峨山腳的空地午覺，感受著「大自然的偉大，滿心感恩」。這種香氣能讓人和諧地身處於大自然之中。

促使能量充飽電的「休息精油」

精油B…【甜馬鬱蘭】

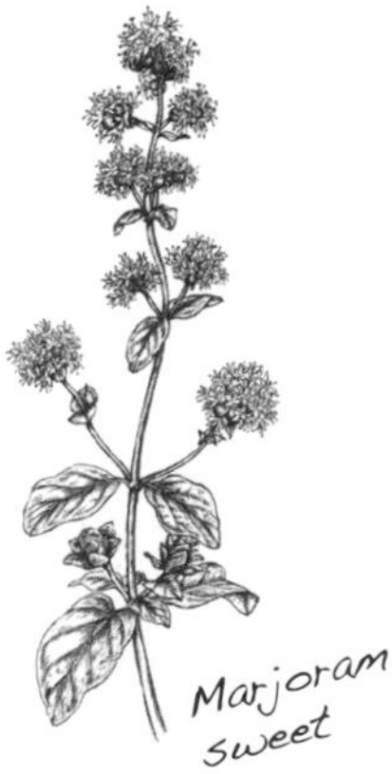

甜馬鬱蘭的香氣並不突出明顯，外表也很低調，但在希臘神話中，據說是代表愛情與美麗的女神阿芙蘿黛蒂（＝維納斯），賦予了甜馬鬱蘭香氣，自古被視為美麗與健康的香草，備受眾人喜愛。而且在古希臘時代，人們相信甜馬鬱蘭能讓離世之人的靈魂永保安詳，因此在墓地一定都會種植甜馬鬱蘭，屬於弔唁用的香草。時至今日，大家也都知道甜馬鬱蘭精油能緩解孤獨感及悲傷感。

只不過，每個人的喜好不同，有些人並不喜歡這種會使人情緒低落的獨特感受，甚至認為這種精油十分多餘。對於積極主動的人而言，甜馬鬱蘭精油會使人停下腳步，所以可能會覺得有些不適。

在聯想的時候，有些人會不知所措，「完全無法作任何聯想」，其實這種反應十分正常，接受現實即可，因為甜馬鬱蘭精油會使人停止思考、抑制想像，所以這種人已經明確掌握住甜馬鬱蘭精油的特徵，令人佩服。

甜馬鬱蘭精油會使身心暫停活動，一般稱作 Rest oil（休息的精油）。十分推薦給生活忙碌，睡眠時間少的人使用。甜馬鬱蘭精油可舒緩緊繃的神經及肌肉，短時間就能進入深層睡眠，為能量充飽電。

之前我在撰寫芳香療法的書籍時，同時還得兼顧講師、治療師的工作，一天只睡三小時的日子持續兩週之久。愈是忙碌的時候，愈能切身體會到甜馬鬱蘭精油的威力。每晚我都會用甜馬鬱蘭精油泡澡，徹底伸展身體後，將1滴甜馬鬱蘭原液滴在腳底按摩，再上床睡覺。

藉由這種方式，我的身體馬上就能獲得放鬆，安穩熟睡，還曾在鬧鐘發出鬧鈴聲響前，就自己睜開眼醒來了。而且一整天下來一直都是精神飽滿、體力充沛，能夠照常工作。

經過了這樣的體驗，後來我開始推薦忙碌不停的人、生活緊張的人、睡不好的人、淺眠的人使用甜馬鬱蘭精油。甚至於抱怨「身體總是很疲憊」的顧客，一開始我也都會建議他們嘗試甜馬鬱蘭精油。

甜馬鬱蘭在五行中屬「土」，可使竄升至頭部的思考能量下降至腳底，讓身心變穩定。

【Information】

據悉具有使甲狀腺賀爾蒙分泌不足或分泌過多的現象，恢復正常的作用。但是甲狀腺機能低下的人，通常會不喜歡甜馬鬱蘭精油。所以請大家先試香，看看這種精油會不會覺得好聞後再行使用。

【對身體的影響】

主要訴求在於「舒緩」。也十分推薦給因為交感神經亢進後血管收縮，以致於血壓升高的壓力型高血壓患者使用。對於因疲勞導致的能量不足，甜馬鬱蘭精油也有助於充分休息，為身體充飽電。

【對皮膚的影響】

可放鬆血管，促進血液循環，因此在臉部按摩時使用的話，有助於改善黯沉及黑眼圈。另外也能幫助內出血、撞傷及傷痕復原。

【對心理的影響】

這種內斂清爽的精油，能緩解內心緊張，使人放鬆下來。還具有優異的淨化作用，傳說在中世紀歐洲，「將靈魂賣給惡魔之人會無法忍受甜馬鬱蘭的香氣」，因此被視為驅魔護身符，十分珍貴。當你受不了別人的閒語閒語，或是抹黑中傷等負面傳聞時，甜馬鬱蘭精油能幫你找回內心的清靜。

另外，甜馬鬱蘭精油最聞名的作用，就是強化內心。舉例來說，遇到重要的另一半突然撒手人寰，像這種死別所引發的孤獨感，通常認為玫瑰精油最能派上用場，但是當你還希望**「擁有一顆勇於對抗孤獨的堅強心靈」時，可以另外加上甜馬鬱蘭精油。這是十分傳統的精油配方，二種精油的味道也非常合拍。**

甜馬鬱蘭精油明顯屬「土」，可使能量下降至腳底。思慮過度的人、頭部能量過分竄升的人，建議在睡前一定要使用看看甜馬鬱蘭精油。甜馬鬱蘭精油會使人充滿踏實感，因此埋首於達成眼前目標，完全遺忘初衷的人，也十分推薦大家多加善用。

甜馬鬱蘭精油可帶來力量，堅守做人原則，避免被忙碌沖昏頭。在這方面，會感受到五行中「木」及「火」的屬性。

忙這個字，由心亡二字組成。忙碌不全然是壞事，但是無法從樂在眼前的忙碌之中，忘記應該去享受生活樂趣的話，將喪失生命的意義。

生活一詞，意指生存就要活動。樂於每日的生活，才等於能夠享受人生。忘記這一點的人，使用由愛情與美麗的女神、維納斯所賜予的香氣，能讓人找回內心的富足。

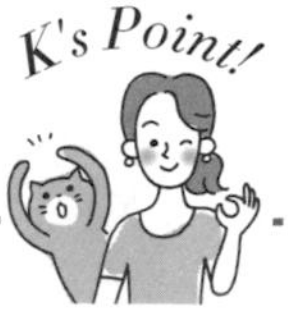

- 有助於使身心徹底休息的 Rest oil（休息的精油）。
- 幫助被忙碌沖昏頭而喪失自我的人，內心變得更踏實。
- 血壓低或甲狀腺機能低下的人，多數都會覺得不好聞。
- 睡眠時間短、淺眠的人，睡前使用甜馬鬱蘭精油即可提升睡眠品質。

C × 聯想內容分享

學員A

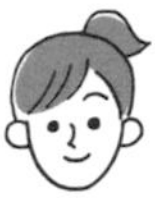

- 我非常喜歡這種氣香。感覺心情很平靜、胸前豁然開朗，就好像是精油在跟自己說：「一切放心，不必緊張！」

學員B

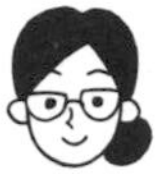

- 長時間嗅聞之後，彷彿看見黃色光芒朝我照射過來。莫名在最後出現一種安心感，讓人完全無憂煩。

學員C

● 浮現淡淡的粉紅色，感覺很女性的香氣。我覺得自己缺乏溫柔的女人味，也許這種香氣對於現在的我在在不可或缺。

K老師

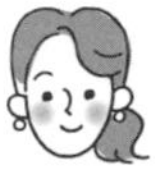

● 感覺輕飄飄，接著馬上變得很清澈，香氣給人的印象不斷在變化，後來才發現，這就是自己內心的投影。是種能讓人倍感安心的香氣。

身、心、靈、情緒全面淨化變得清澈無瑕

精油C：【薰衣草】

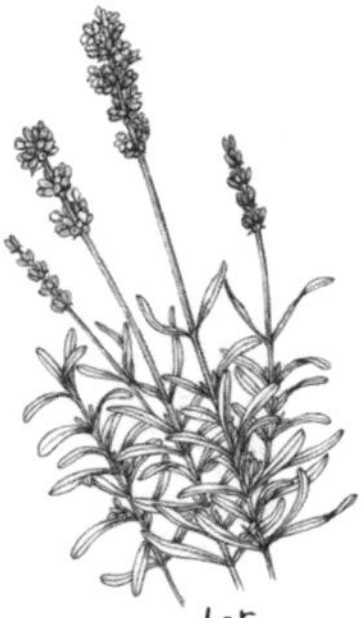

薰衣草的品種非常之多，但是萃取成精油後，最受歡迎的品種，據說為真正薰衣草。名聞遐邇的語源Lavare，在拉丁語意指「清洗」，事實上薰衣草精油，便有助於全面淨化身、心、靈、情緒，變得清澈無瑕。

而且每每提到芳香療法，一定都會提到薰衣草精油，十分熱門，這都是有原因的。第一，薰衣草精油十分安全，可直接使用原液於皮膚黏膜上，十分穩定。另外還能發揮整合精油的功能，每每將風格顯眼的幾款精油調合在一起的時候，只要加入1滴薰衣草精油，即可神奇地使精油合為一體，甚至還能讓其他精油的效能大舉提升，衍生出相輔相乘的效果，所以在芳療師眼中，薰衣草精油堪稱十分好用的一款精油。

但是也有不少人，坦白表示「並不喜歡薰衣草精油」。我自己在學習芳香療法之前，對於薰衣草精油便相當排斥。我到精油學校上課的第一天，在做自我介紹時，甚至還說過「我最討厭薰衣草精油」。當時候老師對我說：「這點對於志在成為治療師的人而言，可是致命傷呢！」令我心裡很受傷，覺得「老師在眾人面前這麼說實在很過分」。

但是在這天晚上，我冷靜地回想當天的情形，理解老師只是在描述事實而已。既然目標是要成為芳療師，卻不喜歡使用薰衣草精油的話，實在很難成功。所以老師只是坦白地說了一句，「這是致命傷。」

歸根究柢，全都是因為我自己想得到老師的關愛。我發現，其實自己是想要聽到老師能跟自己說，「希望妳接下來會愛上薰衣草精油！」這類的話。這下我突然頓悟，似乎是薰衣草精油讓我看清了自己的弱點。

儘管如此，我還是一直無法愛上薰衣草精油。不過，大概是在歷經過治療師的工作，成為一名芳療師的講師獨立創業之際，猛然發現自己居然愛上薰衣草精油了。沒想到過去那麼排斥的精油，如今卻如此喜愛……，就連我自己也不敢置信。

而且我覺得薰衣草精油「最厲害」的地方，就是當我領悟到這種精油會變成「鏡子」，反應出自己的時候。喜歡自己真實樣貌的人，都會喜歡薰衣草精油。當你的內在有部分不願審視、想要忽視時，薰衣草精油彷彿會如實反應出來，所以才會讓人想要避開這種香氣。

以我自己為例，其實我個性敏感，卻在職場上一直扮演著強悍、具高度責任感的模樣，否則我會擔心無法受到社會認同，於是比任何人都更加努力。如今想來，當時我是在害怕，透過薰衣草精油，會發覺自己一直在逞強。我花了相當長的一段時間，才終於察覺到這點，最後才懂得如何愛自己。我想這全是芳香療法給我帶來的幫助，別無其他。

我們想要得到幸福的生活，據說最關鍵的一環在於「自我肯定感」，意思是說要懂得愛自己，完整接受自己，認同一切。我覺得，薰衣草精油能教會我們這些事，而芳香療法，就是在培育這種自我肯定感的療法。

所以說，沒必要推薦所有的顧客使用薰衣草精油，相信有些人並不喜歡薰衣草的香氣。不過這些人，這輩子肯定會在某個時間點，開始愛上薰衣草精油。

薰衣草花朵的紫羅藍色，屬於頂輪，也就是第七脈輪的顏色。在色彩療法中，紫色象徵宇宙的顏色，使我們領略我們生存在這世上就必須和宇宙同調。薰衣草精油也具有相同的作用——和宇宙同調。總而言之，就是要誠實地做自己。這時候，薰衣草精油也會引導我們，「不要控制自己。」

嚴格要求自己，「必須更加努力」、「一定要做某件事」的人，也許會覺得薰衣草精油不怎麼好聞。當你能夠放下這些執念，明白「我就是我，做自己就好」，一定會馬上無事一身輕。這時候再來聞一聞薰衣草精油，說不定你會意外地覺得這種精油很吸引人。

薰衣草的花朵在五行中屬「火」，可使人感受到面對真實的自我、完全展現自我的能量。另外薰衣草的葉片屬「木」，強調在成長過程中，必須認清真正的自己。

【Information】

每次提到薰衣草精油，一般人都知道具有放鬆效果，觀察其成分，會發現內含與鎮靜成分幾乎雷同的調節成分。再者，薰衣草花朵的紫羅蘭色＝紫色，為紅色加藍色混合而成的顏色。藍色代表鎮靜、紅色代表活躍，同時具備這兩種顏色，所以能發揮「平衡器」的作用。

薰衣草精油少量使用具有鎮靜作用，大量使用可發揮活化效果。晚上失眠時，適合使用薰衣草精油，不過大量使用後，鎮靜效果並不會更加乘，因為用量太多的話，會使精神亢奮，讓你一整晚都難以入眠。所以晚上就寢時，滴1、2滴精油在枕頭上便綽綽有餘了。想要充分沉浸在精油之中的人，可將1滴原液擦在手腕或太陽穴的地方，這樣馬上就能一覺好眠。

【對身體的影響】

薰衣草花朵的顏色為紫羅蘭色，在色彩療法中屬於宇宙的顏色，有助於調整我們的心臟跳動、呼吸、睡眠時的腦波、月經週期等，讓我們能與宇宙同調，使生理節奏維持在健康的狀態。

【對皮膚的影響】

薰衣草精油對於皮膚黏膜的刺激性小，甚至可用原液直接塗抹，但是使用過量將會出現發炎症狀，請大家特別留意。

【對心理的影響】

縱使心中期望能「如願過生活」，但是受限於眼前的現實條件，因而壓抑住自己的情緒，認為「無法讓理想成真」的人，請來試試看薰衣草精油。說不定你會非常喜歡，也可能會難以忍受。雖然希望大家使用感覺好聞的精油即可，但是坦白說，會覺得「不好聞」！的精油，也潛藏著重要訊息。反正一開始，先試用看看再說。

薰衣草精油，會讓過度思慮，或是總是感到不安以及情緒焦躁的人，思緒變得更清晰，屬於能淨化的精油。十分推薦給經常事事過度操煩、難以自我實現的人使用。

拋開所有煩惱，往前踏出一步，說不定實際結果將超乎你的預期。在這種時候，與宇宙同調的薰衣草精油，能使你的身心放鬆，同時體認到「現實中發生的所有事情，總是能在自己的成長過程中有所啟發」，引導你去享受生活中的一切。

此外，對於已經身心俱疲，但是一見到需要幫助的人，就會忍不住「出手幫忙」，讓自己雪上加霜的人，可能也會需要薰衣草精油。像這類型的人，通常天生心思細膩又充滿同情心，有時在人際關係方面會倍感疲憊。薰衣草的花語，就是「細膩、優美」、「極盡體貼的愛情」，相信能讓人進一步體察到內在細緻的情感。

對於想要知道自己的天職，以及人生課題的人，也應該要來試試薰衣草精油。一說到天職以及人生課題，有些人就會以為「必須達到功成名就的境界」，因為他們總是在與人作比較，時刻要求自己一定得比別人更優秀。當你試著將這樣的想法全部拋諸腦後，與薰衣草精油進行對話之後，你將會逐漸發覺到自己真正喜歡什麼，還有做什麼事情時會感到幸福。

一個人的天職以及人生的課題，別人不但模仿不來，職業或頭銜也不會造成任何影響。好好地與自己對話，一步步實現內心真正的渴望。日積月累下，將有助於「活出自己想要的樣子」。

想要知道自己的天職、人生課題的人，請試著長時間使用薰衣草精油看看。說不定，五年之後你將會有所發現——聽到我這麼說，很多人都會訝異「居然要五年之久」，但是大家要知道，欲速則不達。

漫漫一生中的區區五年，想來也不算多長的歲月。我相信感嘆著「找不到人生目標」，無所適從，在看不見人生方向下虛度歲月的，大有人在。

而且隨著年紀增長，將逐漸「放棄」去深入思考。這樣的人生或許也是種幸福，但是當你能發現「生命的意義」，這樣的人生肯定更增光采。

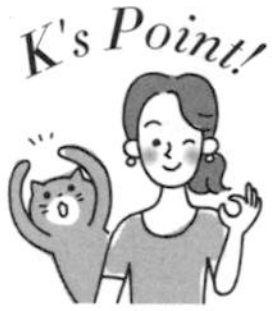

○具有「清洗」的意思，淨化威力十分強大。

○能像鏡子般反應出真實的自己，所以當內在有部分不願面對時，會覺得這種精油不太好聞。

○可使人與宇宙同調，讓人察覺自己在社會中真正扮演的角色。

○想知道個人天職及人生課題的人，建議長時間使用薰衣草精油。

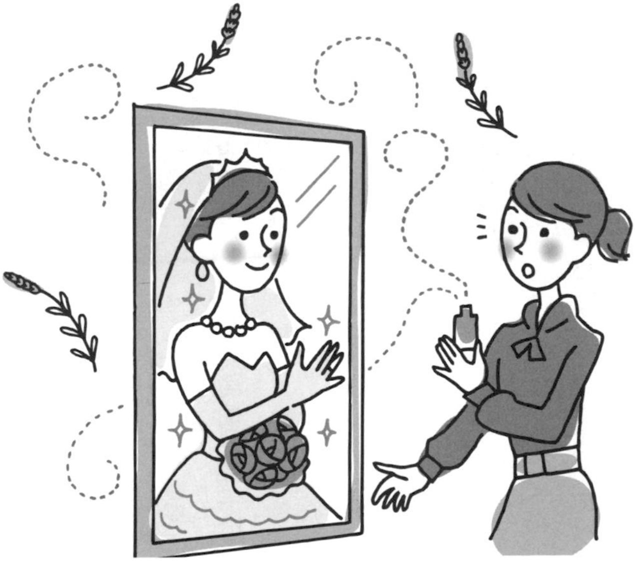

Lesson 5

回歸自由純真本心的果皮精油

〔葡萄柚、佛手柑、檸檬〕

在第5堂課中，打算深入了解一下萃取自果皮的精油，共有葡萄柚、佛手柑、檸檬這3種精油。首先為大家介紹一下果皮精油的特色有哪些。

【果皮】精油相關說明

大家都會吃水果，其實除了果皮萃取而成的精油之外，包含辛香類以及香草類精油，只要能夠食用，全都對消化器官有益處。

而且柑橘類果皮呈現黃色及橘色，這些顏色在脈輪中正好對應到腸胃的區塊，屬於第二到第三脈輪的顏色。由此可知，想要調整消化機能的狀態時，果皮精油可以大顯身手。

緊接著，再來思考一下果實＝種籽的存在，對於植物具有何等意義。花朵授粉後，會結成果實；果實順利成長、成熟後，再從樹上分離掉落至地面，果實中的種籽，將創造出新生命的循環——也就是說，果實相當於植物的「下一代」。

由此可知，萃取自果皮的精油，多數都是質樸又元氣充沛，充滿希望、純粹且自由，就像孩童所具備的能量一樣。

當你的內心，想要找回如同孩子般爽朗純真的能量時，務必要使用果皮萃取而成的精油。

尤其總是和他人作比較、內心鬱悶的人，藉由果皮精油，可以簡化你的思考模式，明白「自己就是自己，做自己最好」！這件事。

再者，每次說到果皮精油，就會讓人聯想到光敏性反應。原本柑橘類的果實，就是生長在日照充沛的地方，果皮大量吸收太陽的能量後，才會成長茁壯。而果皮精油就是將果皮用力擠壓萃取而成，坦白說，這些就等同於「太陽的菁華」。

透過香氣，也能感受到猶如太陽般充滿希望而且朝氣蓬勃，外觀又是黃色或橘色、圓滾滾的模樣——完全和太陽如出一轍。所以這應該也是在提示我們，「將太陽的菁華（＝果皮精油）擦在會照射到陽光的部位，一定會過於刺激。」

在這些果皮精油當中，佛手柑的果皮原為綠色，逐漸成熟後才會轉為黃色，因此會貪婪地吸收陽光，由這點便足以證實，佛手柑果皮會產生特別顯著的光敏性反應。擔心會出現光敏性反應的人，可以放心使用蒸餾而成的佛手柑精油，因為光敏性的成分並不會被蒸餾出來。

果皮精油在五行中屬「土」，具有回歸大地的特質，品嚐起來十分美味。傳承次世代的種籽也是包覆在果皮當中，因此還象徵著「豐足」。接著就來為大家逐一解說果皮精油吧！

A × 聯想內容分享

學員A

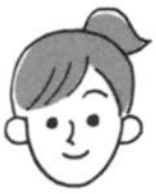

- 彷彿置身於果園之中，整個人覺得很舒服。嗅聞之後，感覺香氣會直達指尖。接收到「坦率生活」這樣的訊息。

學員B

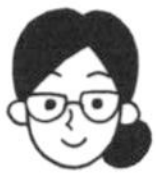

- 香氣清新，心情變得很輕鬆。使人聯想到販售義大利水果的 marché（市場）。我很喜歡這種香氣。

學員C

- 舒暢、爽快。原本感覺像是被黃色光芒給吸收了，後來光線變成白色，似乎又回到光芒之中。

K老師

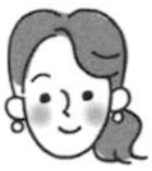

- 感覺充滿希望閃閃發亮。解放感十足，令人聯想到大海和天空的印象。毫無限制、自由、無拘無束的感覺。

幫助體內排毒及思想淨化

精油A…【葡萄柚】

葡萄柚精油的成分單純，幾乎全為檸烯。偏好這種精油的人，不喜歡麻煩事，通常認為事情愈簡單愈好。思慮過多，想將事情「簡單化」的時候，也會覺得葡萄柚精油的香氣芬芳宜人。由此可知，葡萄油精油的關鍵字為Simple（簡單），**能幫助體內排毒以及思想淨化等等，將不必要的一切完全排除，因此也被人稱作清潔劑**。

葡萄柚的學名為Citrus paradise。Paradise（天堂）一字叫人印象深刻，這是因為葡萄柚被視為「樂園（天堂）的果實」，相當珍貴，因此才會由此得名。在芳療過程中，**這種精油也能使眼前的世界變得充滿歡樂**。

現實中發生的事情，本身沒有好壞之分，但在我們的人生中，卻會一一賦予不同的意義。無論眼前發生什麼事，都會樂觀看待的人，通常人生會過得幸福無比，凡事都抱持著負面想法的人，人生肯定一路艱辛。

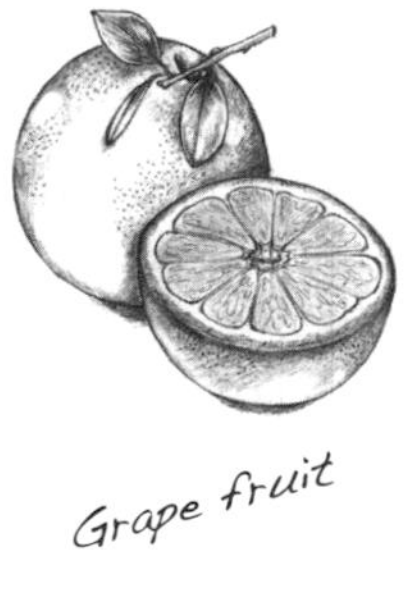

比方說，當你無論如何都要趕上早上8點發車的公車，拔腿衝到車站，沒想到公車門卻在你眼前關上，結果沒趕上車。事實上只是公車準時在8點出發，但你卻因為心裡「很想搭上車」，以及後悔「沒趕上車」，導致自己情緒焦躁……。

這種時候，錯不在公車，但是你卻不知如何消化這種情緒，搞得自己一整天都心浮氣躁。這樣一來，所有事情在你眼中都會感到不耐煩，因此「負面情緒的連鎖反應」將會就此發酵。

這種時候，葡萄柚精油能幫助你淨化情緒。當你懊惱著沒趕上公車時，聞一聞葡萄柚精油，就能使你的心情豁然開朗，忘卻焦躁的情緒。然後能讓你好好轉念，安慰自己「公車走了就算了，再等下一班就好，這時候不妨來聽聽喜歡的音樂」。

葡萄柚精油在五行中屬「土」，可使人充滿幸福以及滿足感這類的富足感受。而且這種能讓人回歸童心的純樸香氣，也能感受到「木」的屬性，讓人從容地發展個人風格。

【Information】

會產生微弱的光毒性反應。通常會照射到紫外線的部位，不得使用濃度超過4％

的葡萄柚精油，可是現在的紫外線指數飆高，因此日間盡量使用低濃度的精油，或是避免用於肌膚上會比較安全。葡萄柚的果皮雖厚，油脂萃取率卻不高，因此價格較其他果皮精油來得昂貴。

【對身體的影響】

在芳療過程中，可以發揮非常理想的體內淨化效果。容易囤積各種壓力或是情緒的人，通常會有水腫或是代謝不良的傾向。定期在芳療時使用葡萄柚精油的話，可加速身心排毒。

【對皮膚的影響】

用於夜晚的肌膚保養步驟中，具有淨化的作用，可有效改善皮膚黯沉。調製成化粧水輕拍於肌膚上，或是加入基底油再用來按摩臉部的話，據說可使肌膚更具透明感。

【對心理的影響】

葡萄柚的果皮呈黃色，在色彩療法中是象徵幸福的顏色。葡萄柚會結成大量黃色果實，因此在歐洲相傳，將葡萄柚樹種在庭院中就能召喚幸福。

而且，葡萄柚精油對於小時候缺乏童年的人，在在不可或缺。因為他們童年通常受到十分嚴格的管教，家庭環境複雜，成長過程中很少開心自在的回憶，總得時刻繃緊神經避免遭人責罵，這類型的人一般肝功能都不太好。

開心自在地長大成人，才懂得自己要什麼，這方面在五行中關係到「木」的屬性，一旦「木」的能量受到抑遏，這種挫敗感就會轉為怒氣，使得與木息息相關的臟器（＝肝臟）飽受負擔。結果才會導致容易浮躁，或是情緒不安，使人感覺總是全身無力。

葡萄柚具有保肝的作用，藉由芳療或是芳香浴每天使用的話，有助於肝臟的保健，還能淨化孩提時期痛苦的記憶，順利轉換情緒。另外也十分推薦大家，日常飲食不妨多加攝取葡萄柚。

之前我便遇到這樣的案例，有一位將近30歲的女性顧客，經過幾次芳療後，向我坦誠，「她與同居的男朋友之間存在病態依附關係。」舉例來說，每次男朋友比平時晚一小時回家的話，等他一打開玄關大門，她的腦中就會一片空白，後來竟發現自己騎在男友身上拳打腳踢。而男友自己認為，女友會對他動手動腳，代表女友很愛他。

後來這位女性顧客選擇的精油，就是葡萄柚精油。「我終於找到了，這就是我最愛的味道！」她一副欣喜若狂的樣子，告訴我：「我就是在小時候想要得到安慰時，開始愛上葡萄柚的！」

後來我才知道，她的母親在她小時候就去世了，從小由父親一手帶大。「每次我只要做錯事，就會被父親揍。但是我知道，他這麼做都是因為關心我。」──如今，她對男友做的事情，就是自己小時候承受過的一切。

儘管如此，她說她還是「很愛父親」，於是在芳療後，我向她提出建議。「既然妳很喜歡葡萄柚精油，那就請妳在家每天使用看看。相信藉由葡萄柚精油，能讓妳回想起許多事、帶來更多的啟發。」

芳香療法的優點，在於治療師並不會強制你「必須怎麼做」，而是引導每個人與精油進行對話，讓自己能夠察覺內心最重要的部分。

在那之後，她便沒有再來接受芳療。

幾年後再次與她偶然相遇時，她已經和當時候的男友分手，嫁作人婦，甚至已為人母，建立了新的家庭。聽說她在自己家裡一直都有使用葡萄柚精油，而且最令我印象深刻的是，她說她「終於發現父親表達愛的方式完全錯了」。

遇到覺得不太一樣的精油，肯定能得到一些訊息。潛心與這些香氣對話，你一定能發覺這些訊息，讓你的人生得以步步進階。

雖然社會流淌速度至上、重視結果的風潮，**但是芳香療法影響的並不是表面的部分，而會針對本質的部分進行溝通，引發變化。我認為欲速則不達。希望大家「用一輩子的時間與精油相處，藉此不斷磨練自我」，用這樣的態度沉浸在精油的樂趣之中。**

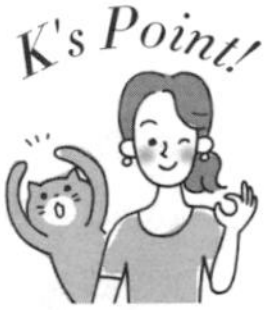

- ○ 這種 Paradise（樂園）的精油，能讓眼前的世界瞬間變光明。
- ○ 葡萄柚精油可使身、心、靈完全簡化。
- ○ 相當於一種清潔劑，可用來體內排毒、淨化情緒。

B

× 聯想內容分享

學員A

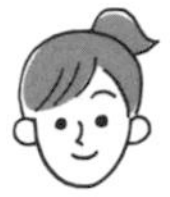

- 類似農家的房子，充滿懷舊氣息。聯想起象徵豐足的關鍵字，接收到「順勢而為」這樣的訊息。

學員B

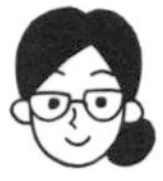

- 在充斥灰色的世界一端看見光線，滿心期待著另一頭的世界盡是光采亮麗的模樣。感覺像是在鼓勵我，「繼續堅持下去。」

學員C

- 感覺嘴裡苦苦的，喉嚨不太舒服，我個人並不是很喜歡這種香氣。給人很尖銳的印象，也許現在的我並不需要這種精油。

K老師

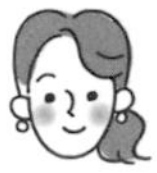

- 感覺到夕陽西落，由白天切換到夜晚的漸層色調。在晚上的私人時間，想要獨享一個人的世界觀時，應該會需要這種精油。

適合真正想要追求自我的人使用

精油B：【佛手柑】

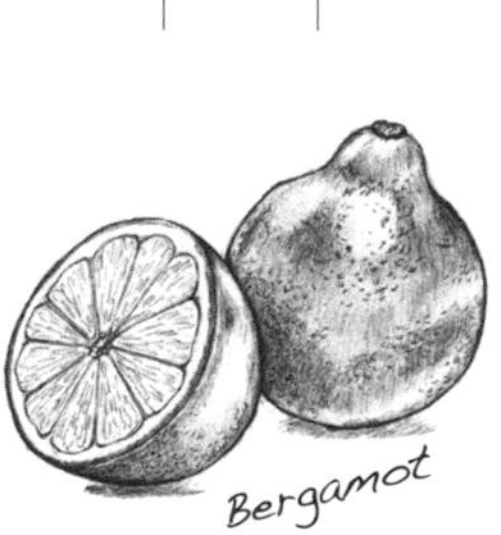

佛手柑精油萃取自綠色的果皮，作用與來自黃色或橘色果皮的精油有若干差異。從顏色就能發現，在五行中屬「木」，可能很容易令人聯想到藤蔓植物，具有無限延伸的特質，即便遇到障礙物，也能設法鑽過去繼續生長。

綠色在色彩療法中，稱之為「真實的探尋者」，喜歡綠色的人，人生就像是「探尋真正自我的旅程」，因此渴望擁有各式各樣的體驗。大多數人不會在同一個工作崗位上活到老做到老，就算是人人稱羨的工作，一旦自己覺得無法再從中學習時，就會想瀟灑離職。

但在提出辭呈時，內心還是十分糾葛。綠色也是森林的顏色（＝調合的象徵），因此會非常在意自己辭職後是否會造成他人困擾。即便如此，最後還是會選擇離開，不過在確定自己真正想法的過程中，其實也是內外頻率調合的過程。**佛手柑精油最適合這種「真實的探尋者」使用，對於重視人際之間的和諧，又希望進一步成長的人、渴望追尋真正自我的人，都能成為最佳後盾。**

【Information】

在果皮精油當中，光敏性反應位居第一，若要用在會照射到紫外線的部位，建議將精油稀釋到0.4％以下再行使用。

【對身體的影響】

當你設下某些目標，例如要考試、轉職、取得證照時，佛手柑精油能成為身心的後盾，幫助你努力達成目標。當循環體內的氣（能量），因為心事或壓力而淤滯時，會使人發生自律神經失調、ＰＭＳ、腹脹等現象。遇到這種情形時，請大家透過芳香浴或芳香療法，多加善用佛手柑精油。

【對皮膚的影響】

白天使用會擔心發生光敏性反應，因此最好趁夜間使用佛手柑精油保養肌膚。可將濃度不超過0.5％的佛手柑精油，加入化粧水或是基底油中，就能有效改善痘痘肌及脂漏性皮膚炎的問題。

【對心理的影響】

佛手柑精油可作為後盾，幫助達成目標，因此十分推薦給好強又努力的人使用。綠色屬於心輪的顏色。而且坦白說，就像「外國的月亮比較圓」、「the green-eyed monster（嫉妒）」這幾句俗話說的一樣，喜歡拿自己與別人作比較，具有這種特質的人，也會用綠色作象徵。在「不服輸」的好強心驅使下，人雖然會變得更努力，但是終究會導致內心疲憊不堪。

佛手柑精油有助於自己與他人畫清界線，喚醒只想為自己快樂而努力的純粹心情。當你埋頭苦幹卻無所適從時，佛手柑精油能讓你察覺自己真正的想法，明白「內心真正渴望的是什麼？」「原因是否出在不服輸的好勝心？」。

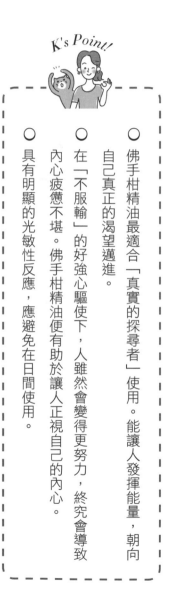

- 佛手柑精油最適合「真實的探尋者」使用。能讓人發揮能量，朝向自己真正的渴望邁進。
- 在「不服輸」的好強心驅使下，人雖然會變得更努力，終究會導致內心疲憊不堪。佛手柑精油便有助於讓人正視自己的內心。
- 具有明顯的光敏性反應，應避免在日間使用。

C × 聯想內容分享

學員A

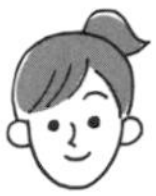

- 出現大海和光線的畫面，腦中浮現黃色加綠色的漸層。在身體反應方面，感覺唾液積在口腔中。接收到「平靜」的訊息。

學員B

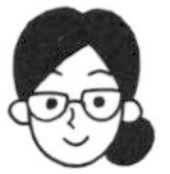

- 有一種十分清新的感覺，浮現出黃綠色或是綠色的景象。感覺心胸開闊，香氣四周似乎在閃閃發光。

學員C

- 腹部變溫暖，耀眼光芒從天而降的感覺。這種香氣會讓肩膀變得很輕鬆，自然會使人充滿幹勁。

K老師

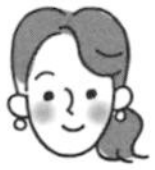

- 甜蜜之中感覺到一股清新氣息，是種具有行動力的香氣。當你停滯不前想讓自己動起來時，聞一聞這種香氣之後，似乎就會藉由黃色的細膩能量，帶來積極向前的行動力。

最適合今後想要重視自己的價值觀過生活的人

精油C：【檸檬】

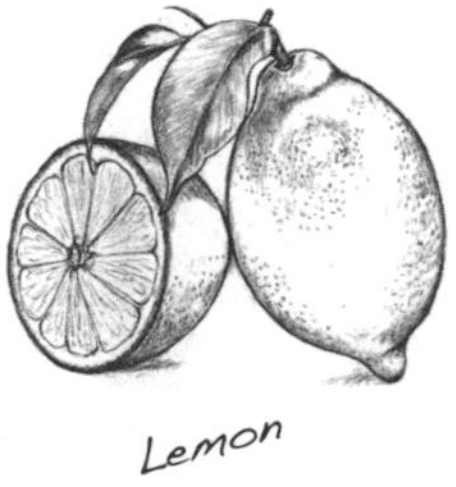

在柑橘類精油當中，唯獨檸檬的兩端會縮小變細，正如外型所示，檸檬具有集中、收縮的作用。

甜橙精油或是葡萄柚精油，都是能緩和情緒，有助於接受某些事物的精油，然而檸檬精油卻能讓心情煥然一新，使人不再手足無措。所以在面對抉擇的時刻、想要明白主張個人意見時，都能助你一臂之力。

黃色在色彩療法中象徵光芒，與光明、未來及希望這部分有所關聯。檸檬精油也是屬於具有耀眼光采、充滿希望的精油，能為我們的內心帶來光亮，因此關鍵字就是Awakening（覺醒）。檸檬精油最適合讓「這輩子一直在迎合他人價值觀的人」覺醒過來，幡然醒悟「在往後的人生中要以自己的價值觀而活」。

而且，檸檬在果皮精油當中，冷卻的能量最為出類拔萃，對於胃部消化不良、情緒焦躁，都能提供緩解鎮靜的效果。通常身體覺得燥的時候，鮮少有人會想拿檸檬精油來用。所以大家只要記住，「檸檬精油適合用在需要冷卻的地方。」

檸檬精油在五行中屬「木」，此外還帶有「火」的屬性，關係到讓自我覺醒後展現自我。

【Information】

檸檬精油也會產生光敏性反應，要使用在會照射到紫外線的部位，濃度以不超過2％為宜。但在紫外線超量的日子，最好盡量避免用於肌膚上。

【對身體的影響】

遇到顧客忙於工作、家庭、育兒，表明自己「累到不行」的時候，各位治療師是否習慣向他們推薦使用具鎮靜效果的薰衣草精油或檀香精油呢？坦白說，這就是治療師的一大陷阱。

不管再怎麼累，還是覺得「必須撐下去」的人，如果將這類具鎮靜作用的精油用在他們身上，當精油的特性與當事人的精神狀態落差太大，有時恐導致心情煩亂、焦躁不安。

遇到顧客表示「身心相當疲累」的時候，請向對方確認一下，芳療結束後是否還有哪些預定行程。**假使對方回答，「雖然我已經累到不行了，但還是有工作等著處理」，這時候通常會格外偏好檸檬精油，因為能讓精神煥然一新，解除身體的疲勞，使人恢復元氣。**

【對皮膚的影響】

在夜間肌膚保養步驟中使用的話，藉由漂白作用，可有效改善斑點及黯沉。針對疣或繭等肌膚問題，由於檸檬精油可軟化皮膚，因此可塗1滴原液於患處再貼上OK繃。每天重複上述處理方式之後，疣或繭自然會變軟而容易切除（※擔心出現光毒性反應的人，請避開陽光會照射到的部位）。

【對心理的影響】

檸檬精油具有刺激性，能讓意識變清醒。有助於讓思緒混亂的人、精神散漫的人、凡事緊張卻遲遲不行動的人，頭腦冷靜下來沉著思考，**釐清「現在最重要的是哪件事」，以便列出優先順序**。

檸檬外表呈現黃色，在色彩療法中，也是代表「迷失」、「混亂」的顏色。雖然象徵光芒，但是也能解釋成「光線太耀眼導致視線模糊」。

會迷失自我，除了起因於內心混亂，有時也是受到他人過多影響所致。感覺完全被人牽著鼻子走的時候，善用檸檬精油徹底振作精神，提升黃色脈輪（＝第三脈輪）的個人力量，即可將自己的主張貫徹到底。

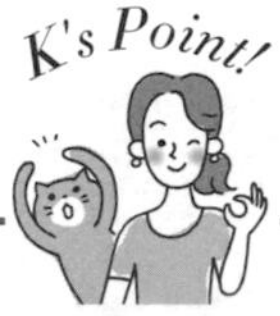

- ○檸檬精油會使人Awakening（覺醒）。想要改變想法時、期盼強化個人色彩時，都能派上用場。
- ○有助於使人專注於「當下」，精神散漫時非常適用。
- ○能讓人擺脫迷惘，將個人主張貫徹到底。

Lesson 6

療癒心靈傷口的木質、樹脂精油

〔檀香、大西洋雪松、乳香〕

在第6堂的課程中，將帶領大家深入探討由樹木、樹脂萃取製成的精油，包含檀香、大西洋雪松、乳香這3種精油。首先為大家介紹由樹木、樹脂萃取的精油具備哪些特性。

【木質、樹脂】精油相關說明

這次要針對由樹木和樹脂這兩個部位萃取出來的精油，為大家詳細作介紹。首先要介紹的是木質精油，一般從樹幹的中心部位（＝心材）萃取而出。樹幹等同於我們身體的軀幹，假使樹幹無法穩穩站立，樹木一定會搖晃不定，換句話說，樹幹具有「穩定」的能量。

心材正如同「中心軸」。希望在任何狀況下，都能堅守原則，不會受周遭影響時，木質精油將會成為最好的助力。而且樹幹還能使根部吸收上來的水分循環至枝葉，因此木質精油也能促進體內的水分循環，能有效改善水腫等現象。

再者，人體軀幹的中心部位存在脊椎，而脊髓神經會通過脊椎，由此推論，心材的精油會作用於脊髓神經，當你感到身體出現某些疼痛時，將有助於改善。痛覺會經由脊髓神經傳遞至大腦，因此使神經系統穩定之後，即可緩解疼痛的感覺。

木質精油在五行中屬「木」，可以直接感受到強勁力道，使人能在不受周遭影響下，堅守個人原則毫不動搖。

接下來要為大家介紹的樹脂類精油，歷史悠久，自古即被用於神聖場所作為薰香。這種精油能使意識覺醒，有助於發掘日常中的神聖力量。

每當用刀子或斧頭劃傷樹木時，就會滲出樹脂以保護傷口。也就是說，樹脂能保護受傷的樹皮，療癒傷口，發揮保護劑的功能。以人類身體作比喻的話，應該等同於血液，可在皮膚受傷時凝結。因此，**樹脂的精油有一大特徵——具有優異的療傷作用。**

而且除了皮膚之外，樹脂類對於心理或精神層面的傷口，也能注入能量加以療癒。一聞到芳香宜人的精油，多數人都會表現出「這種精油好療癒！」的神情，療癒一詞意指「治療傷口」，所以前提是在受傷的狀態之下。如此想來，**療癒威力最強大的精油，就是樹脂萃取而成的精油。此外，樹脂的某些作用和血液如出一轍，因此對於月經失調也有改善效果。**

在此，想針對疼痛繼續探討一下。現在假設，某個女性和男朋友已經說好了要去約會，於是一大早便心情愉快、神清氣爽地出門上班。工作進展順利，備受上司讚賞，下午的工作也是一帆風順，準時下班後就和男朋友開心約會去了。回家路上，她和男朋友肩併肩散步時，腳被地面坑洞給絆了一下，竟然跌了個四腳朝天。「沒事吧？」男朋友拉著她的手站起來，體貼地問道，「討厭，人家居然跌倒了！」女性只是嬌嗔了幾句，相信她並不會感到有多麼疼痛。

反之，假使一大早便傾盆大雨，上班途中不但被汽車濺起的泥水弄濕一身，還遲到了。接著被雷霆大怒的上司破口大罵，心情備受打擊下，工作也是一團亂，最後不得不留下來加班。遲到一小時趕到約定的地點後，卻不見男朋友蹤影。打了好幾次電話也沒人接，心裡七上八下地等了一個小時，最後還是沒能和男朋友見上一面。在滂沱大雨之中，一個人步履沉重地走在黑漆漆的路上，腳被地面坑洞給絆了一下，竟然跌了個四腳朝天——想必在這種情形下，一定會痛到不行吧。會這麼痛，其實是因為還加上了心痛的緣故。

就像這樣，我們身體上的疼痛，有時還會加上心理上的疼痛。前來接受芳療的顧客，也常會向我反應身上不時這裡痛那裡痛，絕大多數的人，都是同時受到外在造成的疼痛，以及精神方面的疼痛雙重影響。精油的最大優點，就是能夠同時改善這所有的疼痛。

如果前文中提到的後者，她在回家的路上能夠順道來芳療工作室報到，我在選擇芳療使用的精油時，木質與樹脂的精油肯定會雀屏中選。木質香氣能讓受到打擊、惴惴不安的心情平靜下來，堅定原則避免手忙腳亂。而且，**樹脂精油還能療癒嚴重受傷的心，能夠輕柔地環抱她的傷痛，相信會讓她在充滿安心感的氛圍中，安慰自己「一切都會過去」，逐漸痊癒。**

A × 聯想內容分享

學員A

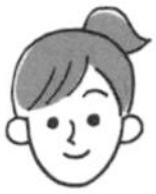

- 感覺腦中自言自語的現象停止下來。類似中國的氣味，令人聯想到河水在朝霧中流淌而去的寧靜世界。

學員B

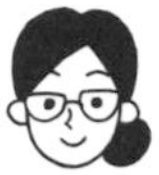

- 注意力集中在自己的內在，使人重新領悟，「我有自己的想法是件好事。」這種香氣充滿寂靜的感覺，優雅高貴且很有格調。

學員C

- 我接收到的訊息是，「這裡不需要個人主義。」宛如被人擁抱一般，充滿安心感，可以「為所欲為」、隨遇而安，有種很可靠的感覺。

K老師

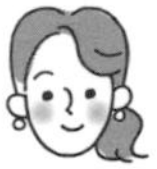

- 這種神聖的香氣不僅雅致細膩，又能提升洞察力。接收到「藉由他人的價值觀認識自己的價值觀，人生應以自己的價值觀為主」這樣的訊息。

使感性生活昇華的精油

精油A：【檀香】

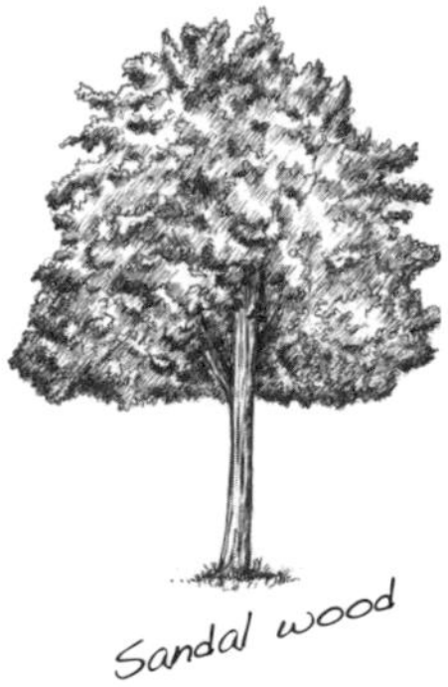

檀香自古即為寺院在冥想時常用的薰香，而且，在大小儀式中也經常使用。對東方人而言，這種香氣感覺十分神聖，但在西方人眼中，會覺得它像是費洛蒙的異味，通常會聯想到可以增加性魅力。由於文化上的差異，似乎對於精油的第一印象，也是大相逕庭呢！

一提到檀香，一定會想到印度。檀香的歷史悠久，西元前三千五百年就已經有人使用，在印度最古老的文獻中，還曾介紹檀香是「有如王者般的高雅香氣」。

此外，在印度當地以邁索爾生產的檀香（老山白檀）最為高級。但是目前恐有滅絕之虞，為防止濫砍，現在由政府負責管理樹木數量。高級的精油，一般由樹齡六十年的樹木製作而成，最快也要等到樹木長到三十年後才能萃取，因此可以採用的樹木與日俱減，價格更是居高不下，各家廠商於是開始在邁索爾以外的產地製造檀香精油，以達到供需平衡。

我也習慣使用產自新喀里多尼亞的檀香精油，這種精油的香氣自由奔放，好似大海、微風、青空一樣。植物在生長過程中，會受到土地影響，能量也會全然不同。在某些精油專家眼中，認為唯獨邁索爾生產的精油才夠格稱作「檀香」，的確唯有產自邁索爾的檀香精油，才具有獨一無二的莊嚴感及神聖感。儘管如此，還是得考量到印度檀香的管制情形，視情況使用不同產地的檀香。

檀香屬於半寄生植物，必須寄生在其他樹木上吸收營養，才得以成長茁壯。檀香屬於陰性較強、偏女性化的樹木，通常需要細心栽培，無法自行生長。由於檀香降熱的能力非常強，在印度甚至將檀香稱作「召喚涼意的樹木」，所以會用檀香製作扇子，藉由香氣可帶來涼感的特性，多方運用。**在保養護理或是芳香療法中，也經常在想讓身心冷靜、加強保濕時使用。**

此外，**檀香精油能讓自己的內心踏上自由旅程**，因此關鍵字為Inner Journey（心靈旅程）。能讓人和自己對話，有助於深入發覺個人特質，因此常在冥想或瑜伽時使用。但會使注意力深入到內在的部分，所以對於鬱結於心、情緒低落的人，可能會覺得檀香精油的味道令人相當難受。

樹木一定少不了泥土，否則不得安穩，因此在五行中明顯屬「土」。與「土」有關係的感情為「思念」，人只要一有煩惱，通常會受到土質的精油所吸引。而且檀香精油還會對精神層面造成影響，促使人正視自己的特質，因此也同時兼具「水」的屬性。

【Information】

在抑鬱狀態下使用的話，會造成情緒低落。對於容易自卑、自我否定的人而言，可能會使心情更加沮喪，使用上要特別小心。

但在所謂「憂鬱」的狀態下，基本上卻存在「憤怒」的情緒時，似乎很多人都會偏好檀香精油。當心浮氣躁或是怒火中燒的原因來自公司或家庭，等到自己的能量耗盡後，會突然一下子陷入全身虛脫的狀態，可是，怒火卻依舊沒有停歇的跡象。在這種時候，檀香精油有助於平息怒火，使心情穩定下來。

【對身體的影響】

檀香精油可使神經系統和緩鎮定下來，因此十分推薦給會心浮氣躁、焦慮、心情緊張，導致失眠、頭痛的人使用。另外還具有促進水分循環的作用，因此在芳療時使用的話，可以緩解水腫現象。

而且，檀香精油內含古老的能量，常用作高齡者的保養精油，這也是檀香精油的一大特色。多數人認為「白檀」的香氣平易近人，所以也比較適合推薦給不熟悉芳療的人使用。

【對皮膚的影響】

由於檀香精油具有冷卻的能量，因此適用於日曬後的肌膚，而且保濕效果也十分適合乾燥肌使用，當然也適合用來保養老化肌膚，甚至適用於敏感肌，質地相當溫和。

【對心理的影響】

當一個人過度忙碌、焦頭爛額時，一定會想要暫時停下腳步，冷靜檢視自我，這種時候最可靠的精油，就是檀香精油，非常適合用來泡芳香浴以及芳療，當然也是冥想時的最佳薰香。**檀香精油能使人找回做人原則，不會被忙碌或焦慮蒙蔽而迷失自我，還能為人開啟另一扇機會之窗，創造某些學習的契機。**

我最喜歡「使感性生活昇華的精油」這句形容詞。檀香精油能使人專注於「當下」，讓人全神投入於眼前的事物。隨時珍惜當下，才能使人生步上幸福的軌道。因為執著於過去，或是對未來的堅持，令人感到痛苦難耐時，請試著求助檀香精油的力量。檀香精油可使人放下這所有的一切，將注意力專注於擺在眼前的事實。

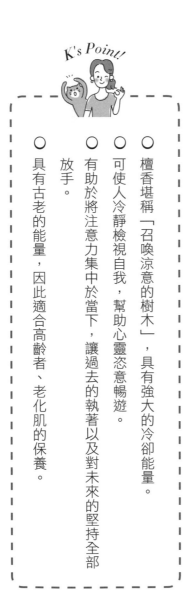

- ○檀香堪稱「召喚涼意的樹木」，具有強大的冷卻能量。
- ○可使人冷靜檢視自我，幫助心靈恣意暢遊。
- ○有助於將注意力集中於當下，讓過去的執著以及對未來的堅持全部放手。
- ○具有古老的能量，因此適合高齡者、老化肌的保養。

B ×聯想內容分享

學員A

- 屬於甜蜜溫和的果香，感覺能帶來看穿事實的力量。腦海中浮現出圓滾滾的水晶，而且水晶似乎還映照出自己心中的所思所想。

學員B

- 感覺可以幫助呼吸，然後會覺得頭部被勒得很緊，彷彿在窺視陰暗的隧道。只是心情並不會陰沉沉的，感覺在等著某件事即將發生。

學員C

- 會希望這種香氣能常伴左右。感覺這種香氣在提醒自己，「必須隨時留意潛在意識，釐清自己真正想做的事，而且無論做了什麼，都會夢想成真。」

K老師

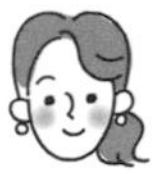

- 破除迷思，站在「零偏見」的觀點檢視現實。而且使人明白一切要以愛為出發點，靠一己之力創造人生才是最重要的事情。

可使人立定不動如山的原則，相信自己

精油B…【大西洋雪松】

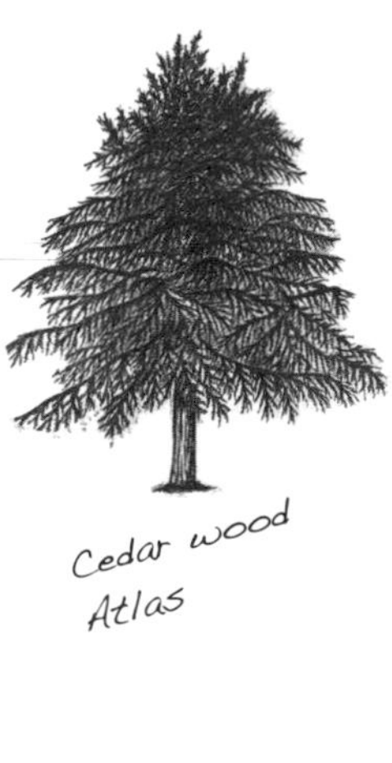

雪松精油的種類繁多，這次為大家介紹的，是在芳療中十分熱門的大西洋雪松精油。大西洋雪松的樹齡介於一千至兩千年，十分長壽。

「Cedrus」這個字具有靈力的意思，自古便和宗教有著緊密關係，建造寺廟或是製作棺材時，還有宗教儀式所使用的薰香，都會使用到這種神聖的樹木。由於雪松具有極佳的防腐效果，因此在古埃及時代也曾用來製作木乃伊，舉世聞名。

雪松與乳香及沒藥一樣，經常出現在聖書當中。樹幹非常堅硬，會朝向天際筆直生長，被視為對神明誠心信仰的象徵。

雪松的關鍵字為「與天連結」，能提升精神層面，了解生命的意義與方向，有助於堅守個人原則，讓人「依照自己的步調而活」。雪松能夠帶來這等力量及勇氣，因

此才被稱作力量之木（Power wood）。大西洋雪松的學名為 Cedrus atlantica，當中的 Cedrus，語源來自於阿拉伯語的 kedron 一詞，意指力量。

大西洋雪松屬於松科，一般都是使用樹齡二十年左右的心材（樹幹的中心部分）萃取精油。

相較於檀香精油，大西洋雪松精油更具男性魅力，充滿堅強意志的感覺。有助於使人立定不動如山的原則，因此在下定決心後要貫徹執行時、想要相信自己的內在力量時，都能成為最有力的後盾。

以五行的觀點來看，具有「土」的屬性，十分穩定，另外還具備「水」的屬性，與意志有關，可使人認清人生的方向。

【Information】

一般會以高濃度直接使用，具有一定的刺激性，因此應避免用於肌膚上，嬰幼兒及孕婦也不適用。最好稀釋成適當濃度後再行使用。

【對身體的影響】

大西洋雪松精油具有強健神經系統的作用，推薦給已經十分疲累，卻又想要繼續撐下去的時候使用。感到壓力或是很緊張，以致於身體蜷縮在一起時，能幫助深呼吸，好好提振精神。因為體質虛寒導致水腫現象的人，也十分適合使用。

【對皮膚的影響】

適用於油性肌膚。香氣偏向陽剛，所以很適合男性用來保養肌膚。對於油性髮質以及油性頭皮的改善效果顯著，所以用於頭部按摩時，可針對油性頭皮屑及掉髮發揮功效。

【對心理的影響】

雪松精油號稱能強化意志。當你內心動搖或感到迷惘時，雪松精油能幫助你發揮看家本領。面臨任何狀況都能秉持樂觀態度，使人內心堅強地將逆境看作學習的機會。

雖然精油並無法改變一個人的意志或是生活方式，但是當你下定決心想要改變這一切時，雪松精油將成為極大的後盾。凡事端看「自己想怎麼做」，唯有堅定意志，才能自在地活出自己的人生。

雪松精油也會使內在的價值觀出現變化，成為有力後援，讓過去一直悲觀看待的事情，從今天開始準備正向迎戰。雪松精油最大特色為堅實及強壯，但是並非意指「一旦下決定便會逞強到底」的頑固態度，而是「誠實正視個人想法」的心境變化，所以會傳達給人一種訊息，「改變就是成長的開始。」

每一個人都會遭遇人生轉換期，這段期間每天都會倍感辛苦。不過老是埋怨「好難熬」而隨波逐流的話，這樣的人生將會失去自我。當你能肯定這些辛勞只是「為了讓未來生活更美好的進階過程」時，能幫助你向上提升的力量，就是來自雪松精油的能量。

坦白說，當初我在學習芳香療法時，第一支自己出錢買的精油就是雪松精油。

如今回想起來，當時我飽受自律神經失調所苦，但在那段期間都是一個人生活，完全沒有收入……，這樣的生活使我對未來完全不抱持希望。自從遇到芳香療法之後，我才下定決心，「想要從事這份工作。」可是在當時，幾乎找不到任何與芳香療法有關的工作。身邊許多友人也都勸我「不要異想天開」，但是我的內心卻非常堅定地認為，「我一定要從事芳香療法的工作！」……我想就是在這時候，愛上了雪松精油。這樣的心理反應其實非常容易理解。

歸根究柢，包含芳香療法在內，工作與助人有關的人，首先最重要的就是內心要感到滿足。透過雪松精油的飽滿香氣讓自己內心充實後，切記要將自己盈餘的滿足感用在其他人身上。工作內容與為他人奉獻有關的人，感覺有點累的時候，建議善用雪松精油為能量充飽電。

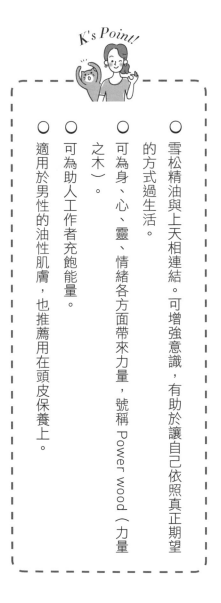

- ○雪松精油與上天相連結。可增強意識，有助於讓自己依照真正期望的方式過生活。
- ○可為身、心、靈、情緒各方面帶來力量，號稱 Power wood（力量之木）。
- ○可為助人工作者充飽能量。
- ○適用於男性的油性肌膚，也推薦用在頭皮保養上。

C × 聯想內容分享

學員A

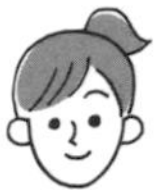

- 一開始會使人聯想到駱駝的味道，眼前呈現一片無邊際沙漠的感覺。長時間嗅聞之後，似乎有助於強化內心的踏實感。

學員B

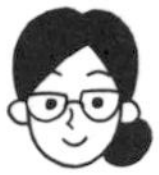

- 感覺這種香氣能使人精神變得十分振奮。喉嚨變得暢快無比，感覺完全打開了。這種香氣給人的印象是黃色圓形的周圍，籠罩著水藍色的清爽感。

學員C

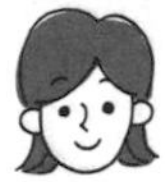

- 充滿革命氣息的香氣。刺激感非常強烈，而且感覺後背整個伸展開來。氣氛雖然嚴肅，卻充滿了愛。用力吸一口香氣到體內之後，感覺整個人充滿了希望。

K老師

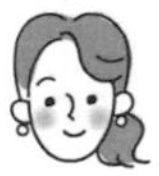

- 天真無邪，宛如純真孩童般討人喜歡的香氣。發送出「希望對方和氣相待，自己得先從笑臉迎人做起」這樣的訊息，使人察覺到，現實就是個人意識的投影。

助人從慌亂生活中脫身的神聖香氣

精油C：【乳香】

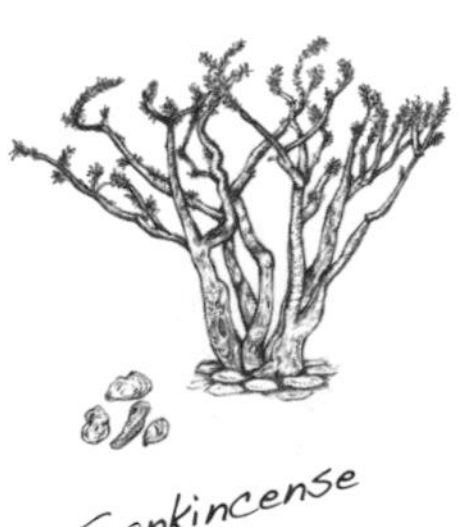

Frankincense 一詞，在中世紀時法文寫作 franc encens，表示「正統香料」、「高品質薰香」的意思。由於外觀呈現乳白色，因此在東方才稱之為乳香。

乳香自古即被視為格外神聖的香氣，所以在古埃及時代，常在日出時焚燒，作為奉獻給太陽神（Ra）的香氣。在這些時代，神明所在之處，也就是神明現身的時刻，據說都會用香氣昭告天下。此外，傳聞法老在與神明進行溝通時，都會使用到乳香。

而且眾所皆知，在耶穌基督誕生之際，東方三賢士獻上的禮物之一就有乳香，現今在教堂裡也經常焚燒。

乳香可使意識覺醒，能幫助我們理解萬事萬物的真理，釐清「乍看之下感覺排斥的事物、難受的事情背後存在哪些原因？」「這件事對於個人究竟具有哪些意義？」。

乳香可使人加深對自我的理解，領悟表面上看似負面的偶發事件，其實是自我成長過

程中不可或缺的養分。

以脈輪的角度來看，與第七脈輪有關。人這個「個體」的存在，屬於整體的一部分，強調「調合」二字。第七脈輪使人理解自己內在的狀態，將創造出眼前的一切，讓人培育出像重視自己一樣珍惜他人的慈愛態度。

乳香能讓人放下一直堆積在心裡或身上的多餘負擔，改善循環，因此我將乳香精油稱之為Through Oil（通暢之油）。想說的話忍住不說，想做的事壓抑不做，這樣會導致能量淤滯。在這種時候，乳香精油能幫助能量循環變得很順暢，因此十分推薦給容易感到壓力的人使用。

乳香精油在五行中屬「金」，代表變化，可使人斷開舊有的價值觀，向上提升以學習新觀念。這種精油會深入精神層面及使內在本質產生影響，因此也能感受到具有「水」的屬性。

【Information】

無特別禁忌事項，適用於各種用途，屬於方便運用的精油。

【對身體的影響】

乳香精油具有一大特色，就是可以改善身體循環，也就是說，對於所有因氣滯所引發的症狀皆有幫助，尤其是喉嚨有異物感、胸悶這方面的呼吸系統不適症狀，以及因人際關係的壓力導致月經失調、緊張性便祕等等。還有遇到思慮過度以致於想不出好點子的時候，也能讓靈感或直覺從天而降。

【對皮膚的影響】

素有「回春之油」之封號，美容效果十分優異。不只老化肌膚，任何肌膚皆適用，所以大家可在日常保養步驟中經常使用。

【對心理的影響】

對於忙於工作分身乏術，迷失自我的人而言，一定不能錯過乳香精油。**當你陷入**

眼前忙亂的洪流之中，乳香精油能使你的意識出淤泥而不染，得以客觀地審視自我，還能為你指引方向，弄清楚「現在應該如何選擇」、「眼前必須關注哪些層面」。不喜歡乳香精油的人，代表你現在還沒有做好接受新觀點的心理準備。不過這種狀態並沒有壞處，只是時機未到而已。每一個人在某些時候，都會想要沉浸在某種情緒之中。譬如讓自己化身悲劇的女主角，終日泣訴「我好難過」，其實也是很重要的一個過程。等到自己厭煩這樣的日子之後，一定會想再繼續往前走。在這個當下，希望大家能夠好好運用乳香精油。

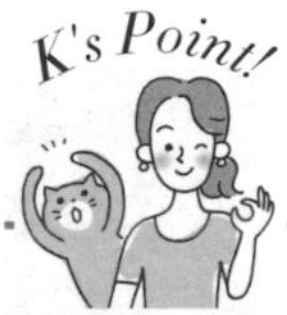

○自古即被視為神聖的香氣，地位尊崇。

○稱作 Through Oil（通暢之油），可暢通所有的淤滯部位。

○素有「回春之油」之封號，適合用於保養老化肌膚。

Lesson 7

體驗香氣的調和！橙樹各部位的精油

〔甜橙、橙花、苦橙葉〕

在第7堂精油課，要介紹從一種植物的不同部位，分別萃取出的甜橙精油、橙花精油、苦橙葉精油，現在就來好好了解一下這3種精油。

【橙樹各部位】精油相關說明

我剛開始學習芳香療法時，當時的老師說過：「芳療師是專業的調香師」，她認為在精油調合的過程中，只重視成分並無法調製出最理想的精油。慶幸在老師指導下，每當我在調製精油時，除了會考慮到效果的問題，同時**自然而然也會將「和諧的精油才能觸動內心」這點放在心上。**

橙樹可以從果皮（甜橙）、花朵（橙花）、枝葉（苦橙葉）這三個部位萃取出精油，混合在一起時，可以感受到同類精油的和諧感。

因此本章節也想讓大家感受一下橙樹精油的和諧感，於是才會為大家介紹萃取自橙樹的3款精油。其實我最想介紹給大家的是苦橙精油（果皮），但是用於皮膚上刺激性太強，因此並不適合在芳療中使用，所以才會介紹大家刺激性較為溫和的甜橙精油。

A × 聯想內容分享

學員A

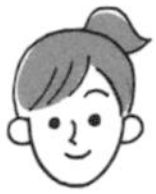

- 柑橘類的香氣直竄入肺部。感覺似乎看見了淺黃色的圓形光芒，腦海中浮現出純真、有如孩童般無邪的笑容。

學員B

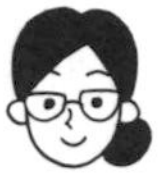

- 在嗅聞這種香氣的時候，自然就會笑逐顏開。酸甜酸甜的感覺，讓人感覺好幸福。腦海中會聯想到可以眺望大海的橘子園。

學員C

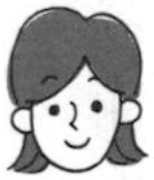

- 屬於清爽質樸的香氣，感覺像是把紛亂頭緒一次歸零了。個人接收到的訊息是，「保有成熟與童貞的心靈，人生才會更加寬廣。」

K老師

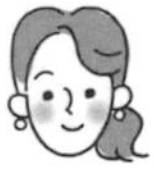

- 這種香氣能讓內心一片清淨，使人回想起純潔的心靈。感覺像是在鼓勵大家別用頭腦思考，而要選擇能夠怦然心動的選項。

主要訴求為玩心！縱情歡樂一場吧

精油A…【甜橙】

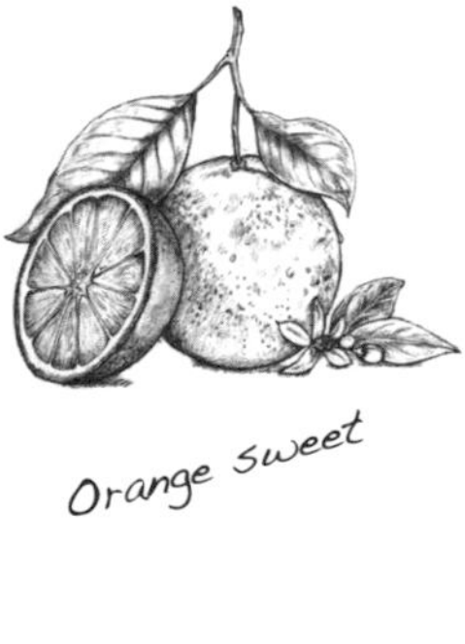

柳橙圓滾滾的外型，就像太陽一樣，而且能讓人感覺到溫度。事實上橙色的食物具有溫熱身體的效果，而且據說穿著一身橙色的衣裳體溫就會上升。甜橙精油同樣具有升溫的能量，又稱作Warm oil（溫熱之油）。一般來說，柑橘類精油通常具有冷卻的作用，因此甜橙可說是有些與眾不同。

其實我剛成為芳療師的時候，便曾因這種甜橙類精油受過重挫。當時有位20幾歲的女性，會定期來接受芳療，她屬於胃弱的虛寒體質，個性謹慎小心，經常感到壓力很大。入冬後她第一次前來接受芳療時，最愛的就是甜橙精油。我心想，甜橙精油能夠健胃又能保暖，還能讓心情變得正向樂觀，因此覺得很適合她使用，後來每次在進行芳療時，也都會使用甜橙精油。

季節由冬入春、由春轉夏之際，這位顧客又來預約芳療。「打從春天開始，工作突然變得很忙，所以才沒空來接受芳療。現在待在辦公室裡覺得冷氣好冷，整個人十分難受。」她向我說道。

通常這時候都必須重新挑選精油，但是因為習慣了，於是我隨口一問：「還是用一樣的甜橙精油來做芳療可以嗎？」對方也爽快回答：「就用甜橙精油吧！」於是也沒請她本人試聞味道，便調製了內含甜橙的保養油。

在餘暉映照的室內，雖然還是感覺炎熱，但是為了避免身體受涼，我還是將冷氣關了。此外間接照明也調成了橙色色調，甚至治療床也是橙色，眼見所及全是一片橙色！在這樣的環境下開始進行芳療經過大約15分鐘後，這位顧客突然奮力起身，「不好意思，可以請妳暫停一下嗎？」說完便打斷了我的治療。當然我也是第一次遇到這種情形。

我急忙詢問：「是不是我做錯了什麼？」她回道：「今天用的精油，還有橙色的照明，讓我感覺好熱……，可以請妳改用其他精油和照明嗎？」她說得沒錯，她的背上已經汗如雨下了。「沒問題，我馬上更換！」我回覆她的同時，心中也充滿問號，於是問她：「照明要改成怎樣呢？」最後調成了偏白的色調。

結果在那瞬間，室內溫度的確感覺一下子下降了。同一時間，趴臥在治療床上的她回了一句「這樣子就行了」之後，更是叫我驚訝不已，因為她居然能用肌膚感覺得到照明。接下來在保養油的部分，我加了具冷卻作用的檸檬精油及薄荷精油重新調製後，她覺得非常滿意，重新開始進行芳療才沒多久，她馬上就沉沉入睡了。這次的寶貴經驗，讓我切身體會到，人類的肌膚真的是感覺器官，也讓我學習到幾點，首先是**每回在挑選精油時，一定要請對方試香；其次是選擇精油時，也要考量到當天的氣溫以及芳療時段等環節**。

肌膚的感受力，敏銳到超乎我們的想像，而且在芳療過程中，還會強化肌膚的感覺。但是大家別忘記一點，這時候治療師的身體狀況以及精神狀態，會由接觸顧客肌膚的雙手，完全傳遞至顧客身上。所以希望每位治療師都要留意，身心都得隨時保持在良好狀態才行。

橙色與第二脈輪相對應。1＋1＝2。總而言之，一個人與一個人相連結後，將衍生出夥伴關係，這正是第二脈輪的主題。

獨自一人時，是看不出「個性」的，也不會出現情緒波動。另一個人出現後，才會發現彼此價值觀以及想法有所差異，於是才會衍生出「一個人」的個性，與別人相處後，也才能體會出喜悅或憤怒這些情緒。**甜橙精油，會使人在積極和他人交流時，產生興奮的心情，體認到「人生應該盡情享受，充實度過」這一點**。在職場或是活動場所這類人群聚集的地方使用時，溫暖的香氣可讓人際溝通更加順利。

站在色彩療法的觀點來看，橙色給人的訊息是「joy」，與積極樂觀息息相關，提醒大家「快樂不需要理由，要放鬆心情享受各種生活」。而甜橙精油，同樣也會使人接收到相同的訊息。

甜橙精油在五行中屬「木」，可以感受到煥然一新的能量，讓人想要擁有各式各樣的學習機會及體驗，以確立自己的做人原則。

【Information】

對皮膚具有刺激性，因此使用時須將濃度稀釋至1％以下。用於芳香浴時，有時可能會造成發炎，因此使用上必須多加留意，建議使用專用的乳化劑。

【對身體的影響】

由於具有溫熱的特性，因此對於壓力造成的緊張性虛寒體質十分見效。因為腸胃不適、自律神經失調以及代謝不良，而會感覺身體水腫的人，請試著在定期芳療時使用看看。

【對皮膚的影響】

正確稀釋後，在肌膚保養方面效果顯著。尤其適合用來保養「橘子皮」這種痘疤明顯的肌膚。用來按摩肌膚還可以使肌膚變細緻。

【對心理的影響】

明明想要隨心所欲輕鬆過日子，但是一遇到和周遭親友意見不合，或是凡事無法順心如意時，就會感到焦躁，此時甜橙精油便有助於紓解這樣的挫敗感。而且這種簡單爽朗的香氣，還能讓人正向看待所有事物。當人在遭遇問題或意外時，通常不是覺得「自己怎麼會這麼倒楣」，不然就是想說「意外難免會發生，下次小心一點就好」，這時候甜橙精油就能使我們的情緒轉為後者。

凡事是好是壞，端看自己如何去定義——這句話充滿著人生哲學，而甜橙精油便能幫助我們以單純樂觀的角度去思考或面對現實，因此俗稱為「教人聰明生活的精油」。不自覺容易將事情想得太複雜的人，一定要好好善用甜橙精油。

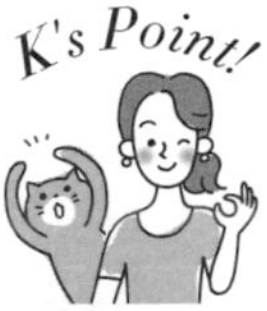

- ○能讓身、心、靈、情緒全面升溫的 Warm oil（溫熱之油）。
- ○會釋放出「Joy」的訊息，適合在想要珍惜歡樂心情時使用。
- ○有助於用簡單且樂觀的角度看待一切，是種能帶領我們聰明生活的精油。

B × 聯想內容分享

學員A

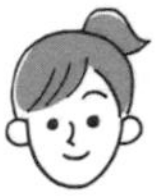

- 嗅聞後，瞬間感覺好像有淡粉紅色的微風迎面吹來。接收到「自己應該做的事情必須貫徹到底，這就是目前職責所在」這樣的訊息。

學員B

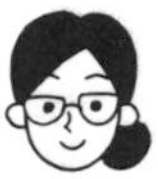

- 有如冬天一般，萬事萬物皆靜止不動，一片黑白世界的感覺。長時間嗅聞之後，大腦深處彷彿有種抽痛的感覺。

學員C

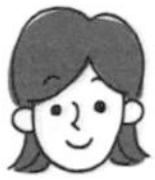

- 感覺被過於一板一眼，毫無轉圜餘地，內心頑固的女性給痛罵了一頓，自己一直在低頭謝罪。但是進一步仔細聞過之後，發現我自己相當喜歡這種香氣。

K老師

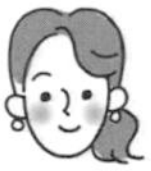

- 使人聯想到意志堅定的女性，就是因為明白真正體貼的本意，所以才會如此嚴格。但是也有一種被迫接受單一價值觀，「非得這麼做不可」的感覺。

激勵「自信」及「決心」貫徹真正該做的事

精油B…【橙花】

由苦橙花朵萃取而出的橙花精油，最大魅力就是香氣飽滿可提升精神層次，屬於位於所謂「天使之輪」，也就是第八脈輪的精油。第八脈輪活躍的人，據說身負天命，甚至於以超乎自我意識的程度，精力充沛地為社會貢獻。比方像是護理師或照護員等等，多數從事助人工作的人，都會偏好橙花精油。

以往總說「橙花細緻的香氣人見人愛」，但是或許是時代改變了，如今對於橙花精油可是好惡分明。不喜歡的人，表示橙花精油過於強勁，會導致頭部抽痛。說不定，這些人都是對自己的使命毫不關心，或是不願去察覺，於是限制自我意識，才會因此排斥橙花精油。

一提到橙花精油，眾所皆知這是前英國王妃黛安娜鍾愛的精油。聽說她每天早上洗臉時，都會用滴入幾滴橙花精油的冷水，輕拍臉部160次……，不過黛安娜王

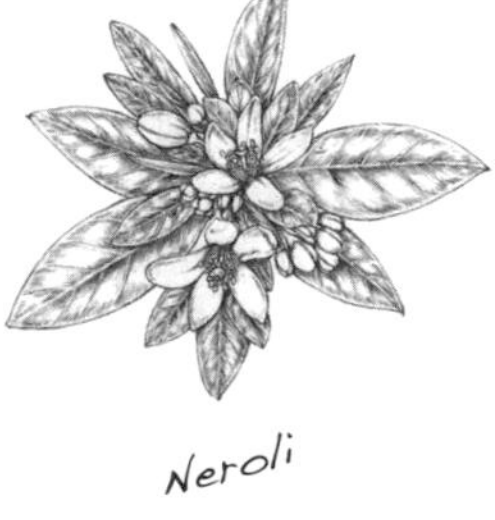

妃會如此喜愛橙花精油，我認為並不只是為了美容的關係。橙花精油會溫柔伴隨著纖細內心，阻斷來自外在的雜音，鼓勵自己充滿自信以及下定決心，貫徹個人使命，完成真正應該做的事情。橙花精油具有非常強大的能量，所以才能在背後支持著為傳統英國王室帶來新氣象的前黛安娜王妃。

乍看之下，前黛安娜王妃享受著富足奢華的生活，但她卻得不到從小最重視的「愛」。嫁入皇室後，她日復一日因為皇室的人際關係，以及媒體的報導而傷痕累累。在這樣的日子裡，她的重心自然移轉到慈善活動上。感覺和第八脈輪的活躍，有著相互關係。

橙花精油還具備另一項特色，這種精油完整闡釋了「讓我靜一靜」的心情。遇到家人或是另一半這類近親突然去世時，對於徹底被孤獨感擊敗，「希望有人陪在身旁」的人而言，玫瑰精油滿溢著擁抱能量的香氣，能成為心靈後盾。**另一方面，「覺得這等悲傷無人能夠體會，希望一個人靜一靜」的人，橙花精油則將發揮助力。**即便人正在開會，還是會「疲於應付人際關係」、「希望獨自安靜思考」的人，多數都會選擇橙花精油。

橙花精油在五行中屬「火」，具有展現個人真正使命的能量。尤其橙花精油十分純粹，推薦大家可在想要表現個人內在神聖部分時使用。

【Information】

無特別禁忌。一般來說，在懷孕期間皆應避免使用花朵精油，但是橙花精油卻可用於孕婦身上，只是使用前必須稀釋至適當濃度才行。

【對身體的影響】

「有助於穩定情緒的精油。」可鎮靜交感神經，還能改善因壓力導致的緊張性問題，功效廣泛。另外，針對自律神經失調、PMS以及更年期引發的情緒不安，也相當有效果。

【對皮膚的影響】

有助於新的皮膚細胞生成，可提升肌膚彈性，在老化肌膚保養領域屬於十分熱門的精油。利用基底油稀釋至濃度1%以下再使用的話，還有助於預防妊娠紋。

【對心理的影響】

橙花精油作用於心理層面的效果優於生理層面，可針對緊張情緒加以安撫。橙花精油具有細膩的能量，所以情感豐富、容易接收周遭情緒，以致於會消耗自身能量的人，橙花精油便能發揮守護的功能。

有些治療師在做完芳療後，會突然感到疲勞困頓，這種現象可能是受到顧客的能量影響，或是過分介入顧客內心，將自己的能量投注到顧客身上了。這種時候，請在開始進行芳療之前，將橙香精油擦在自己身上，用來保護個人的能量。

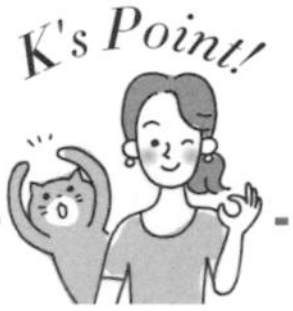

- ○可提升精神層次，激勵自信及強化意識，貫徹自己真正想做的事情。
- ○為敏感細膩的心靈，帶來深度的平靜。
- ○雖屬花朵精油，卻能在懷孕期間使用，因此備受歡迎。

C ×聯想內容分享

學員A

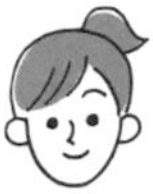

- 雖然屬於花朵類的香氣，但在嗅聞後卻充滿綠葉芳香，十分清爽。感覺像是在粉紅色雲霧中，有道翡翠綠的淡淡光芒交織其中。

學員B

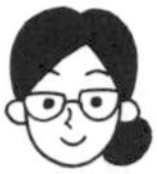

- 感覺後背變得挺直，身體內部貫穿了一條芯柱。讓人可以完全放鬆下來，倘若能在這種狀態下投入某件事，肯定凡事都能馬到成功。

學員C

- 屬於前所未見的香氣。想要完成某項目標時，感覺有人在鼓勵自己，「一旦下定決心就不再需要任何藉口。」

K老師

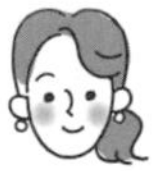

- 宛如佇立在廣闊平原之上，青青草原一望無際。腦中閃過的訊息，似乎在說「現實際遇一切平等且對等，好好珍惜獨一無二的個人特質」。

幫助打開心房坦率表露心情的精油

精油C…【苦橙葉】

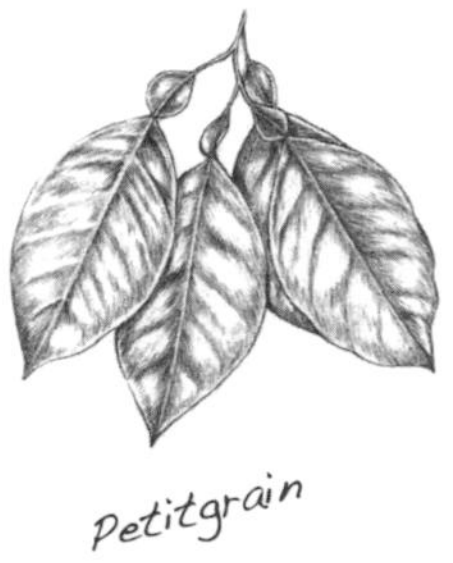

萃取自苦橙葉的精油，雖可充分感受到植物綠意的香氣，事實上成分組成卻與薰衣草精油十分類似。不喜愛薰衣草精油的男性，通常以苦橙葉精油代替後，有些人就會覺得「可以接受」，也許是因為香氣帶有苦味，才會受到男性喜愛。不過苦橙葉精油香氣濃烈，和其他精油調合時，請留意「少量」即可。似有若無的香氣，才能釋放出苦橙葉精油的魅力。

苦橙葉精油的關鍵字是「隨順己心」，這種精油有助於打開心房，坦率表露情緒。譬如遇到內心其實想選Ａ，但在社會價值觀影響下，感覺選擇Ｂ會比較順利……的時候，**苦橙葉精油能為內心注入能量，鼓勵你「真心覺得A比較好時，就該直覺選擇A」**。

透過葉片的綠色即可一目了然，苦橙葉精油會對第四脈輪（＝心輪）產生影響。

據說在所有脈輪當中，心輪具備的力量最為強大。也就是說，對**人類來說最重要的，就是愛的感覺，與誠心的選擇**。因此，在自己的內在，以及與外在世界之間的關係當中，才衍生出協調性的重要。

苦橙葉閃耀著光澤，外型扁平，由此可知，苦橙葉和具有大量纖毛的柔軟葉片，具有天壤之別的特性。纖毛可發揮天線的功能，感知外界的訊息，然而苦橙葉並不具備纖毛，因此能帶給人「我就是我」這樣的認知力。比起個人的價值觀，總是以他人的價值觀為優先的人，一定要來試用看看苦橙葉精油。

覺得「苦橙葉精油香氣過於強勁……」的人，在調製精油時，真的只需要加入少許，相當於提味的程度即可。讓苦橙葉精油展現出無與倫比的細膩度與清爽感，說不定苦橙葉精油將會成為你的最愛。

苦橙葉精油在五行中屬「金」，具備使人放下舊觀念，晉升人生新階段的能量。

【Information】

雖無特別禁忌，但是香氣強勁，因此使用前請確實稀釋。

【對身體的影響】

成分組成與薰衣草精油類似，可發揮理想的「提味」效果。尤其會作用於副交感神經，因此十分推薦給經常身心緊張的人使用。也可用來泡芳香浴或薰香。與柑橘類精油調合後，香氣會變得更加清爽。

【對皮膚的影響】

具有平衡皮脂分泌的作用，適合在意油性肌、青春痘、頭皮油膩等情形的人使用。另外殺菌作用也十分顯著，因此還能用來除臭，所以也能加入沐浴乳或身體乳液中使用。在男性的護膚保養方面，苦橙葉精油的用途也是十分廣泛。

【對心理的影響】

推薦給會顧慮社會評價，或是他人想法，導致內心畏縮的人使用。苦橙葉精油可以放鬆心靈，領悟「做自己就好」的道理。

苦橙葉的綠色，在色彩療法上意味著「真正的自己」、「探求真實」，以心靈的成長為主要訴求，因此苦橙葉的香氣還能使人正視位於個人內在深處，最重要的部分。**苦橙葉精油，可使我們領悟真正的答案存在於自己內心，而非來自周遭的價值觀。當你想要傾聽內在的聲音，釐清「自己真正想要怎麼做」的時候，苦橙葉精油將助你一臂之力。**也十分建議大家將苦橙葉精油和薰衣草精油調合在一起，因為薰衣草精油能反應出自己內在的狀態。

與其計較得失用理智作抉擇，倒不如選擇會怦然「心動」的選項，如此一來，最終才能走在幸福大道上。請大家一定要善用苦橙葉精油，作選擇時要順應心之所向。

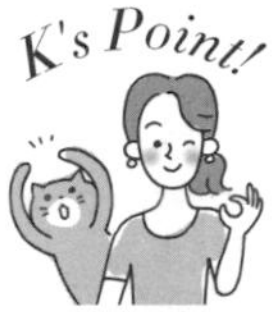

- ○發送出「隨順己心」的訊息，適用於選擇心動的選項，而非以理智作抉擇的時候。
- ○成分組成與薰衣草精油類似，因此也能用來取代薰衣草精油。
- ○香氣強勁，使用時極少量即可。

透析脈輪

何謂脈輪

「脈輪」在梵語（Sanskrit）中，具有「車輪、圓」的意思，還有「旋轉」的含意。脈輪存在於全身上下，但在本書主要著墨於身體中心部位的七大脈輪。

站在現代科學的角度，發現身體內的七大脈輪，與生成賀爾蒙的內分泌腺相互重疊。而精油號稱「植物賀爾蒙」，研究證實可活化人體的賀爾蒙分泌，因此芳香療法會影響脈輪的這項論點，從科學方面作解釋也是十分合情合理。

接著就來針對意識的變化以及心靈的成長，探討二者與脈輪之間的關聯性。

★第一脈輪（海底輪／Root chakra）

主題：踏實感／豐足感／對人生充滿安心感／關注身體健康

（大西洋雪松、生薑、廣藿香）

在現實世界立身處世的基礎，充滿力量的脈輪。

與現實力量相關，讓人可以腳踏實地經營自己的人生，強調「人生就該歷經各式各樣的體驗。我才是人生的主角。無論發生什麼事，終將成為使我成長的契機」。

此外，當你感覺自己必須比別人加倍努力，才能獲得認同時，藉由激發第一脈輪的潛力，可以孕育出深度的安全感，使人明白「其實自己並不需要過分努力，每一個人都確實有他存在的價值」。

由於第一脈輪會為肉體帶來能量，因此一旦第一脈輪衰弱，就會導致免疫力變差等情形，對身體造成影響。

★第二脈輪（生殖輪／Sacral chakra）

主題：夥伴關係／兩性魅力取得平衡／創造力與歡愉／掌控情緒
（甜橙、茉莉花）

只要心裡能感覺踏實，就能從一對一的人際關係，理解「每一個人的想法和價值觀皆不相同」這件事。第二脈輪的主題，就是提醒自己尊重每個人的差異性，和「做自己」的重要性。而且第二脈輪也關係到感情的部分，當我們因為人際關係大受打擊時，第二脈輪便會停滯不前，轉而以理性或理論看待眼前事物。對於所有的動機或選擇、堅持都要理由分明的人，在激發第二脈輪的運作後，就能找回歡愉的感覺，明白「人生就該即時行樂」的道理。

由於第二脈輪能供給能量給生殖器，因此也會對生殖方面造成影響。而且第二脈輪也和「創造」的能量有關係，藉由二人之間能量的融合，創造出新的生命。

★第三脈輪（臍輪／Navel chakra）

主題：強化「個體」／自尊心／對自己的人生負責／社會定位

（伊蘭伊蘭、葡萄柚、杜松、黑胡椒、檸檬）

在發現自己與他人不同之後，開始探索自己的風格，想知道「『自己』究竟是怎樣的一個人」。第三脈輪能使自己認同每一個人的才能與可能性，與「自尊心」和「確立個體」有關，使才能及可能性向外展現出來。主要透過各方層面的學習及體驗，使人察覺到從內在油然而生的自信以及幸福的感覺。

不重視自己內在的感覺，總是一味追求社會評價的話，恐懼的情緒將不斷膨脹，使人失去平衡。認為社會評價、地位以及頭銜才有價值而緊抓不放的人，在強化第三脈輪之後，就能認清屬於自己真正的幸福。

★第四脈輪（心輪／Heart chakra）

主題：接受自己的真實面貌／打開心房／調合／無條件的愛

（天竺葵、苦橙葉、佛手柑、甜馬鬱蘭、奧圖玫瑰）

傳聞第四脈輪具有最強大的力量，關係到人類成長最重要的「愛」。

試著接受確立「個體」的自我真實面貌、不和人比較、不評斷自己。除了自己喜歡的一面，也要仔細觀察不願承認的地方、難以接受的部分，每日湧現的情緒，也要試著全面坦然感受。這些「認同感」，會對愛自己這件事帶來影響。然後自己內心的愛，會逐漸向外擴展出去，衍生出對他人產生共鳴以及愛這樣的「和諧狀態」。

扮演理想的自己，經常想當「好人」的心情，會使心靈封閉起來，讓你在與人交心時保持距離。活化第四脈輪之後，就能敞開心胸，讓自己在真實狀態下找回平靜的生活。

★第五脈輪（喉輪／Throat chakra）

主題：誠實面對自我／說出真正的想法／自由／溝通
（澳洲茶樹、尤加利）

第五脈輪的主題，是信任自己的實際樣貌（＝真實的自己）。

第一至第四脈輪，主掌人類生存時的本能及感情，第六、第七脈輪，掌管精神層面及人生願景。擔負連結角色的第五脈輪，負責引導進階的任務，將個人的存在提升至更崇高的生活模式。

關係到創造力（Creativity）這部分，強調「在這世上我是獨一無二。正因為如此，我要誠實做自己才有意義。不必仿效他人，利用自己內在產生的能量，自由開創自己的人生」。

藉由說出自己真正的想法，就能活化第五脈輪。反之，假使你的發言或行動和自己真正的想法相背馳，就會出現喉嚨卡卡或是咳嗽這類的奇怪反應。

★第六脈輪（眉心輪／Third eye chakra）

主題：秉持超越二元性的觀點／發覺靈感／深入了解正在體驗的事物／對自己的人生充滿信任

（薄荷、迷迭香、西洋蓍草）

第六脈輪與深度信任自己的直覺力有關係。

「第三隻眼」位於雙眼之上，意味著「超越二極的觀點」。不受限於這個世界的二元性、善惡之類的評斷，潛藏著透徹內心深處真心真意及本質的力量，使人能不受限於事情表面，透析眼前發生的事情究竟對自己代表哪些含意。

當第六脈輪活化之後，即可理解日常經歷的每一件事，終將成為人生中的課題。規避在人生中增長智慧的課題，或是從未察覺這些課題的話，這些課題將會千變萬化如影隨行。總在相同關卡束手無策的人，只要能活化第六脈輪，就能強化自省的能力。

★第七脈輪（頂輪／Crown chakra）

主題：與一切連結的整體感／活在「當下」這個瞬間／改觀／感謝

（檀香、乳香、薰衣草）

第七脈輪關係到整體性的部分，強調「我們每一個人只是整體的一部分，所有一切都是緊密相連」。至今和我們相遇過的人、現在有關係的人、歷經過的事物，這些全會成為使自己成長的養分，同理可證，過去與我們有過關係的人，也都會透過自己而有所成長。我們只是整體中的一個個體，與大家緊密相連生活在世上。當第七脈輪受到活化，就能在日常生活中，抓住靈感乍現的瞬間。這能使我們腳踏實地，敞開心扉，清澈五感，將注意力全神貫注於「現在」這個現實當中。也就是說，心中愈是感到踏實，精神層面愈能昇華。

而且我們每一個人的意識及行動，都會對整體造成影響。

因此，「我」是獨一無二的存在，用真心盼望的方式過生活，將能使整個世界變得豐富多采。

★第八脈輪（靈魂之星／Soul Star）

主題：生命的目的／與高次元相連結／宇宙的睿智／人類的使命

（橙花、歐白芷、花梨木）

第八脈輪位於頭頂距離20公分左右的地方，超出身體的個人領域，與社會整體相連結。主要訴求為眼前發生的意外插曲，會讓人發現同時也會在自己內心發生，察覺到「所有一切皆是反應出自己內在的明鏡」，然後會反問自己，如何讓自己為社會作出貢獻。當第八脈輪活化之後，就會理解自己的一舉一動，經常與社會相連結，彼此影響，進而提醒自己開心作選擇、坦率付諸行動。而且這樣才是「活出自我」的體現。

第七脈輪（頂輪）

頭部、頭頂／紫色

【身體】頭頂／大腦皮質／頭蓋骨上方／皮膚
【不協調的行為】強迫觀念／有氣無力／過度思考／超出現實
【主題】與一切相連結的整體感／活在「當下」

第五脈輪（喉輪）

喉嚨、頸部／綠松色～藍色

【身體】甲狀腺／喉嚨／氣管／食道／頸部／口腔內部／耳朵
【不協調的行為】發牢騷／説壞話／想説的話説不出來／對自己撒謊
【主題】對自己誠實／用言語溝通

第三脈輪（臍輪）

心窩／黃色

【身體】胰臟／消化器官
【不協調的行為】缺乏自信／擔心／沒責任感／受限於地位及頭銜
【主題】強化個體／發現自己的才能及可能性

第一脈輪（海底輪）

脊椎基部／紅色

【身體】腎上腺／骨骼／下半身／直腸／免疫系統／血液／腎臟
【不協調的行為】憤怒／不安／恐懼／逃避現實／對物質的執念
【主題】踏實感／對生活充滿安心感

【植物顏色與脈輪色彩之間的關係】

薰衣草有著紫色花朵，迷迭香開出藍色的花、長出綠色的葉，柑橘類植物呈現黃色及橘色，諸如此類，從萃取出精油的植物顏色，就能得知與哪一個脈輪相連結。

第八脈輪（靈魂之星）

頭頂／紫紅色

【身體】距離頭頂約20cm／超越個人的意識
【不協調的行為】受個人主義所拘束／用善惡評斷一切
【主題】理解生命的目的／統合二極

第六脈輪（眉心輪）

眉間／靛藍色

【身體】大腦／神經系統／感覺器官／松果體
【不協調的行為】混亂／過度思慮／沮喪到看不見未來
【主題】了解如何察覺靈感

第四脈輪（心輪）

胸部正中央／綠色、粉紅色

【身體】胸腺／心臟／胸腔／循環器官
【不協調的行為】嫉妒／自我否定／無法原諒
【主題】敞開心胸／接受自己的真實樣貌

第二脈輪（生殖輪）

丹田、生殖器／橘色

【身體】生殖器／大腸／骨盆／脊椎下方／盲腸／膀胱
【不協調的行為】封閉感情／理性／不穩定的性慾欲／依賴
【主題】夥伴關係／創造力／人類性慾

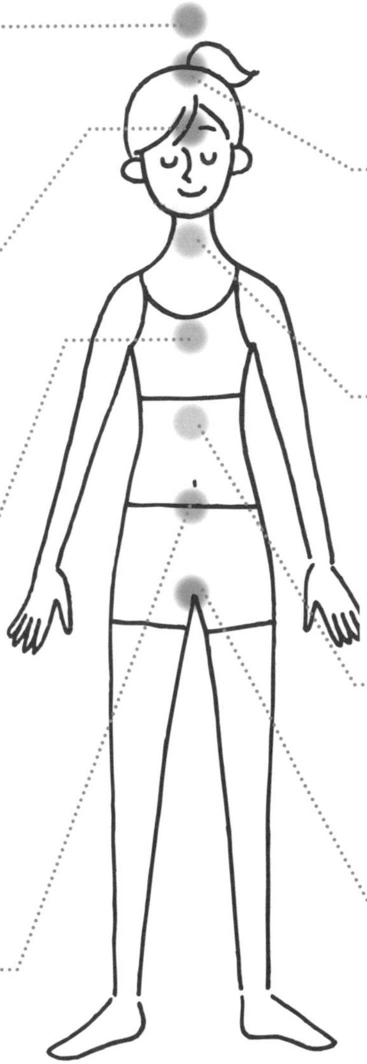

Chapter3

芳香療法基本常識

精油使用方式

精油能使我們的身、心、靈、情緒，獲得顯著的改善。大家不妨在每天的日常生活中積極運用。為了讓大家安全地進行芳香療法，有些基本知識要告訴大家。精油務必稀釋至安全的濃度，再開始使用。

目的	使用方式	濃度
臉部保養	化粧水、乳霜、按摩油、護唇膏等等	1%以下
頭髮保養	洗髮精、護髮乳	1%以下
精油按摩	護膚油、頭皮保養油	2%以下
泥膜保養	面膜、牙膏等等	0.5%以下
芳香浴	浴鹽、沐浴油、泥浴、專用乳化劑等等	每次入浴用 5 ～ 6 滴
室內芳香	室內芳香噴霧、利用擴香儀擴香等等	3 坪大室內用 5 ～ 6 滴
香水	香水（古龍水、淡香水、香水等等）	3 ～ 25%左右

※有關其他使用方式，請向芳療師洽詢。

- 避免長期持續使用同一種精油。必須間隔使用，例如使用2週後應暫停1週時間。
- 對於精油的喜好會隨健康情形、賀爾蒙平衡以及精神狀態起變化。覺得不喜歡的精油，請不要勉強自己持續使用。芳香療法的基本原則，就是要使用感覺舒服的精油。
- 將精油用於肌膚之前，須事先進行肌膚測試。
- 萬一發生肌膚發炎等異常現象時，請暫停使用，並向醫生求診。
- 孕婦須確認哪段期間應避免使用精油，以及哪種精油才可以使用。
- 嬰幼兒、高齡者、有既往病史者，使用前請先向專家諮詢。另外，請嚴選安全性高的精油來使用。

肌膚測試方法

將1滴精油滴入1小匙（5ml）的水或基底油中（稀釋成1%濃度），充分混合均勻，塗在上臂內側這類皮膚較薄的地方，觀察約30分鐘後的變化（有過敏體質或是敏感肌的人，須在精油上方貼上OK繃，觀察24小時左右的變化）。萬一起疹子或發癢時，請不要在肌膚上使用這種精油。

購買精油時的注意事項

- 請購買品質有保證的精油。建議在值得信賴的專賣店購買。
- 精油屬於引火性液體。在火源附近使用時請格外小心。
- 內含成分具光敏性反應的精油，日間用於肌膚上時須特別留意。
- 芳療時用於肌膚上的精油，應在開封一年內（柑橘類精油在半年內）用完。但是想要用作室內芳香時，有些精油年分愈久香氣會愈有層次。詳細內容請參考各式文獻資料。

保存時的注意事項

- 請保存於兒童或寵物無法觸碰的地方。
- 為防止氧化及揮發，使用後請立即鎖緊瓶蓋。
- 瓶身外有精油附著時，請立即擦拭乾淨。
- 請置於陰暗場所保存，避免放在陽光直射、高溫、溫度變化劇烈的地方。一般來說，最適合保存精油的溫度在15℃上下。

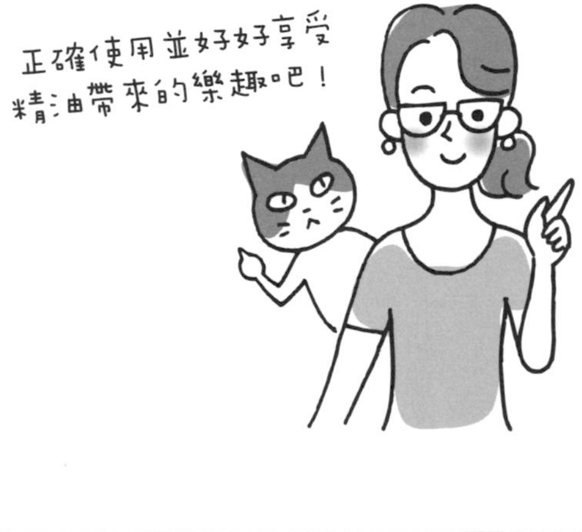

結語

接下來有一件事，想要分享給正在學習芳香療法的各位。

老實說，「學會芳香療法後，未必一定要成為芳療師。」

過去有很多人，聽完這句話都會鬆了一口氣。學會芳香療法之後，正常都會想要從事與精油相關的工作。

但是，我們在精油面前是說不了謊的。對於喜歡的精油，內心自然會雀躍不已，感覺不舒服的精油，就無法用力深呼吸。日復一日與精油面對面的期間，自己「需要哪些精油」、「不需要哪些精油」，這些感覺會了然於心，開始明白自己真正需要的是哪些東西。此時，你才能察覺前所未見的真正幸福。

你的幸福，或許是前往世界各地旅行，也可能是堅守目前的工作崗位。因為人生擁有無限的選項，未必成為芳療師，才算是最好的選擇。

所以，千萬別先入為主地認為，芳香療法＝工作，首先請為了要認識了解自己，發覺真正的幸福後，再加入芳香療法的學習行列。借助精油的力量，將目光投注在等待萌芽的可能性上，讓自己覺醒過來吧！人生只有一次，所以要選擇自己真正感覺幸福的生活方式。

「Awakening Aromatherapy」，並不是設定好的方程式，「做了這件事就會出現這樣的結果」，而是為每一個人，帶來必要的變化及療癒。這種方法一言難盡，這次能夠讓我整理成一本書，我覺得實在是個奇蹟。

藉由本書出版之際，我要向協助我整理所有講義成原稿的岡田光津子小姐、心思細膩描繪出美麗香草的竹田久美子小姐，以及BAB JAPAN董事長東口敏郎先生、運用獨特創意讓讀者一目了然輕鬆領會本書內容的責任編輯佐藤友香小姐、其他提供幫助的各位工作人員，致上最誠摯的謝意。還要感謝一直支持我的家人們（貓咪們）。

另外，我也由衷感謝，一同鑽研芳香療法學問的各位學員、購買本書的所有讀者。

最後，這次作為我最佳後盾的貓咪終於登場了，其實貓咪的肝臟機能有別於人類及犬隻，所以千萬別將精油用在貓咪身上喔！

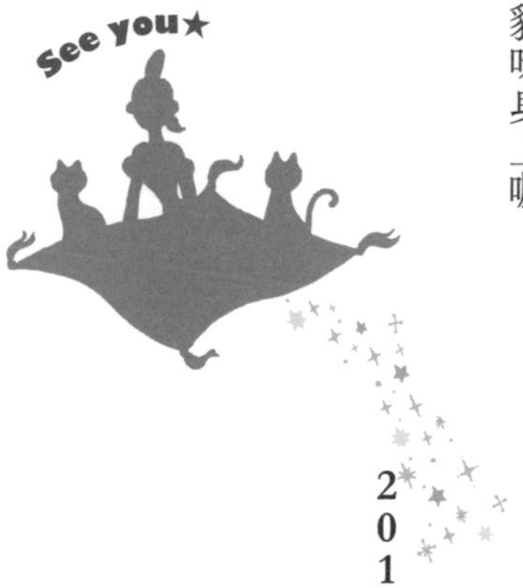

2016年2月 小林Kei

改變人生的奇蹟精油教室

出　　版／楓書坊文化出版社
地　　址／新北市板橋區信義路163巷3號10樓
郵政劃撥／19907596 楓書坊文化出版社
網　　址／www.maplebook.com.tw
電　　話／02-2957-6096
傳　　真／02-2957-6435
作　　者／小林Kei
翻　　譯／蔡麗蓉
企劃編輯／陳依萱
校　　對／鄭秋燕
港澳經銷／泛華發行代理有限公司
定　　價／350元
初版日期／2020年12月

國家圖書館出版品預行編目資料

改變人生的奇蹟精油教室 / 小林Kei作；蔡麗蓉譯. -- 初版. -- 新北市：楓書坊文化, 2020.12　面；　公分

ISBN 978-986-377-641-3（平裝）

1. 芳香療法　2. 香精油

418.995　　109015562